自宅が理想の診療所

はじめに

本書を手に取っていただき、ありがとうございます。

私は東京都中野区にある中野訪問クリニックで院長を務める五十嵐大樹です。

当クリニックは、患者さんがご自宅で安心して医療を受けられる環境を提供することを使命として、訪問診療に力を注いでいます。

この本では、訪問診療の現場で私が経験した貴重な出来事や課題、そしてそれを乗り越えるためにチームで取り組んできた様々な実践についてお伝えします。

訪問診療は、患者さんやそのご家族だけでなく、ケアマネジャー、地域包括支援センタースタッフ、訪問看護師、薬剤師など、多くの専門職との連携が不可欠です。

本書は、その協力関係をより強固にし、患者さん一人ひとりに最適なケアを提供するための手助けになればと願っています。

また、この本を通じて、訪問診療の実際についてより多くの方に知っていただきたいと思っています。


訪問診療は、患者さんのご自宅という最も安心できる環境で行われる医療です。

患者さんやそのご家族、そして地域の医療関係者が、訪問診療の魅力とその可能性に気付き、必要な医療サービスを選ぶ際の参考にしていただければ嬉しく思います。


本書では、私自身の経験を基に、訪問診療の現場で直面するリアルな課題や、その解決に向けた取り組みを紹介していきます。

どうかこの一冊が、皆さまにとって有益な情報源となり、患者さんにとってより良い医療環境を築くためのお役に立てれば幸いです。

本書の内容を簡単にご紹介します。

序章では、中野訪問クリニックの院長である私が、どのような理由で訪問診療の世界に入ったのか、幼少期から開院に至るまでの道のりを簡潔に記しています。

第一章では、訪問診療の基本的な仕組みや、その意義について詳しく説明します。訪問診療がどのように医療の質を向上させ、患者さんの生活の質に貢献できるのかを考察しています。

第二章では、具体的な訪問診療のプロセスや、実際の訪問時の流れについて詳述します。

これにより、どのような準備が必要で、どのような点に注意すべきかを理解していただけることでしょう。

第三章では、様々な患者さんへの具体的な接し方やケーススタディを通じて、私たちがどのようにして患者さん一人ひとりに合わせたケアを提供しているかを詳しく説明します。

実際の事例を通じて、訪問診療の効果や課題を具体的に知っていただければと思います。

第四章では、これからの訪問診療や医療業界に対する私の想いについて述べます。訪問診療が未来の医療にどのように貢献できるのか、また私たちが目指すべき方向性について考察します。

また、各章の最後に、患者さんと私たちとの日々を描いたマンガを五話、掲載していますので、中野訪問クリニックがどのように患者さんと接しているのかなどを知っていただければと思います。

地域医療を担う訪問診療の一環として、皆さまが私たちのクリニックに対して信頼を持っていただくことが何よりも重要です。

本書がその信頼を築く一助となれば幸いです。

また、本書が皆さまの日々の業務に少しでも役立つ情報を提供できることを願っています。

最後に、共に地域医療の発展に寄与できることを心より楽しみにしております。

目次

第一章　中野訪問クリニックの紹介　49

▼すべては患者さんのために

おわりに

装丁：菊池祐（ライラック）
マンガ：岡野 純
校閲：鷗来堂
編集：岩崎輝央

序章

中野訪問クリニックの誕生まで

私の幼少期

対照的な祖父母との時間

私は埼玉県本庄市の静かな田舎で、母方の祖父母、両親、姉、そして私の六人家族として成長しました。

母方の祖父母はトマトやキュウリを育てる農家を営み、両親は市役所で公務員として働いていました。

医師という職業に対して、多くの人が「ご実家が病院を経営しているのですか？」

や「ご家族みんな医者なのですか？」と疑問を持つかもしれませんが、私の育った環境は医療とは無縁でした。

この独特なバックグラウンドが、後に医師としての道を歩む際に、他の視点や独自の強みを与えてくれたと言えるでしょう。

幼少期、私は保育園に通っており、その裏には母方の祖父母が手入れしていたビニールハウスが広がっていました。

昼休みになると、ビニールハウスを眺めながら「おじいちゃ～ん、おばあちゃ～ん」と手を振り、その度に祖父母も笑顔で応えてくれました。

両親が共働きで仕事が忙しかったため、保育園のお迎えはいつも祖父母の役目で、軽トラックで毎日迎えに来てくれるのが日課でした。

また、母方の祖父は農業に非常に熱心で、地域で初めてビニールハウスを作った先駆者として広く知られていました。

彼はトマトやキュウリの品種改良や栽培方法にこだわり、特にトマトの味の研究には多くの時間を費やしていました。

その成果は地元だけでなく、全国各地の農家や研究者にも評価され、彼の農場には遠方から学びに来る人たちが後を絶ちませんでした。


私も祖父のビニールハウスで手伝いをしながら、彼の熱意と知識に触れ、その影響を大いに受けました。

新鮮なトマトやキュウリを収穫する体験を通じて、自然と共に生きることの大切さや食べ物への感謝の気持ちを学びました。

太陽の光を存分に浴びたトマトの味は濃厚で、新鮮な野菜をふんだんに使った祖母の料理が並ぶことで、私たちの食卓はいつも賑やかでした。

特に、夏の暑さを忘れさせてくれるような彩り豊かなサラダは、家族みんなの大好物でした。


一方で、父方の祖父母もまた、私に大きな影響を与えてくれました。

彼らは実家から車で約十分の場所に住んでおり、特に父方の祖父は勉強熱心で、毎日図書館に通い、多くの本を借りては読破する生活を送っていました。インターネットが普及する前の時代にあって、彼は書籍や雑誌を通じて日本中の出来事に精通しており、その知識の深さにはいつも驚かされました。

小学校に上がると、父方の祖父母は毎週のように私を様々な場所に連れて行ってくれました。

近くの公園や山、美術館、博物館など、さまざまな文化や自然に触れる機会を与えてくれたのです。

特に上野にある東京都美術館や国立科学博物館には頻繁に足を運び、展覧会や展示物を楽しみました。

父は祖父母に「大樹には一流のものを見せてほしい」と頼んでいたようで、その言葉通り、祖父母は私に多くの価値ある体験を与えてくれました。

こうした二組の祖父母との時間が、私の成長に大きな影響を与えました。

常に新しい知識を求める父方の祖父母と、豊かな自然と共に生きる母方の祖父母。異なる価値観と経験が、私の中で融合し、現在の医療に対する姿勢や探求心の基盤となっています。

彼らから学んだ「常に学び、成長し続ける姿勢」と「自然や人々との共生」が、私の医師としての根幹を支えています。

最強の家庭教師は父

私の家では、父が決めた「文武両道」という教育方針がありました。

学問だけでなく、運動も重要視し、音楽や芸術、スポーツなど、あらゆるジャンルで「一流」と呼ばれるものを学ぶことが求められました。

例えば、音楽の世界ではこの作曲家、舞踏ではこのダンサー、映画ではこの監督、文学においてはこの作家の作品を学び、深く理解することが求められました。

それぞれの分野において、彼らがどのようにしてその地位を築いたのか、また彼らの作品に込められたメッセージや情熱を知ることが、私にとって大切な教育の一環となりました。


小学生の頃、私は塾に通わず、特に勉強らしい勉強もしない日々を送っていました。唯一の習い事は剣道で、それ以外は自然豊かな広大な畑や利根川で遊んで過ごしていました。

しかし、これには理由がありました。

中学生になったら生活が一変することを、三つ上の姉の姿を見て知っていたのです。

案の定、中学に入ると生活は一変しました。

遊び中心の生活から、勉強だけの生活へと変わったのです。

これは父が「中学の三年間はひたすら勉強に打ち込む」という方針を立てていたか

らでした。

勉強漬けの毎日が苦痛だったかと聞かれると、実はそうでもありませんでした。なにより、私の勉強は父が家庭教師として指導してくれたからです。

父はお酒が大好きな人でしたが、私と姉の勉強を見ていた数年間は、一滴も飲まなかったはずです。

それくらい、私たちの勉強に専念してくれていたのです。

仕事から帰ってから、私が寝ているとき、休日、さらには有給休暇を使って、私の勉強のために時間を注いでくれました。

田舎のため、参考書を探すのに近くの本屋を何軒も回り、近隣には有名な塾もなかったので、父が受験情報を徹底的に調べていました。

参考書を買ってきて、自分で全問解いた上で、良問だけを私に解かせるなど、私のために膨大な時間を費やしてくれました。

今振り返ると、これは本当に贅沢な時間で、最強の家庭教師でした。

その三年間、祖父母とのお出かけも一切なく、父は「三年間は大樹を誘わないでくれ」と祖母に頼んでいました。

その努力の甲斐あって、中学校では常に成績上位を維持し、高校は日本有数の難関である開成高校を第一志望にしていました。

しかし、結果は不合格。

精一杯勉強していたものの、振り返ると一〇〇％努力しきれていなかったと感じました。

結局、巣鴨高校に入学することになりました。

今でも覚えていますが、開成高校の合格発表の日は雨でした。

自分の受験番号を見つけられず、号泣している私を見て、父は「胸を張れ。巣鴨には合格したんだ。泣くな」と励ましてくれました。

家族はみんな、巣鴨高校の合格を心から喜んでくれましたし、私自身もその瞬間は嬉しかったのですが、それでもやはり、第一志望の開成高校に不合格だったことが頭をよぎると、複雑な気持ちになりました。

家族の喜びを感じながらも、自分が望んでいた結果を手に入れられなかったことが悔しくて、心の中で葛藤が続いたのです。

これまでの努力がこの結果で、本当に良いのかと自問自答していました。

■支えてくれた家族に恩返しがしたい

開成高校の不合格は、私の人生における大きな転機となりました。

私の家族は、私の高校受験を応援してくれました。

「よく頑張った」と心から喜んでくれたその温かい思いに応えたいという気持ちも強くありました。

この経験を受けて、高校入学式までの期間を有効に使い、高校で習う数学の内容を一通り終わらせるなど、これまで以上に真剣に勉強に取り組むことにしました。自分が感じた家族の期待を裏切ったという悔しさが、こうした行動の原動力となったのです。

実家から巣鴨高校までの通学時間は片道約二時間半。通勤ラッシュの影響で混雑はひどく、通学するだけでも大変でしたが、その貴重な時間を学びに充てることにしました。

満員電車の中でノートを折り曲げて数学の問題を解き、入浴中は教科書を破って持ち込み、移動中、寝ている間の時間も活用し、イヤホンで英語のリスニングを流していました。

学校の休憩時間も、クラスメイトの楽しげな姿を横目に勉強に没頭し、チャイムが鳴っても席を立たずに問題集を解き続けました。
放課後は塾に通い、帰宅するのはいつも深夜。
とにかく全力で勉強しました。

家族の期待に応えたい

ここまで勉強に励んだのは、家族への恩返しとして必ず結果を出さなければならないという強い責任感があったからです。

中学の三年間、私の成長に多大なエネルギーを注いでくれた父は、「あの三年で一生分以上のコミュニケーションを取ったから、あとは好きなように生きなさい。

高校からは一人前の大人として、自分で物事を考えて選択するように」と言って、私の進路について一切口出しをせず、選択を尊重してくれました。

この父の言葉は、私に自立の重要性を教えてくれました。

私自身、自分のために本気を出すことは難しいと感じていますが、大切な人のために頑張ると決意した時、その強さは桁外れになると自負しています。

特に感謝しているのは、毎朝五時に出発する私のために弁当を作ってくれた母の存在です。

彼女は非常に元気で、弱音を吐く姿を見たことがありません。

私がやりたいと言ったことにはいつも全力で付き合ってくれ、何事にも全力で取り組む姿勢が私にとって大きな励みでした。

このような家族の支えに恩返しをしたいという思いが、私を奮い立たせていました。

当初の目標は東京大学でした。

「日本で一番の大学」というシンプルな理由でしたが、それが家族への最大の恩返しになると信じていました。

東京慈恵会医科大学へ入学

予期せぬ医学部受験

受験勉強を続けた三年間、東京大学を目指して努力してきました。

その努力の結果、大学受験が近づくにつれて、他の大学の入試問題も難なく解けるようになっていました。

難関大学の問題も、私にはそこまで難しく感じられず、少し物足りなさを覚えることもありました。

そんなある日、本屋でたまたま医学部の入試問題を手に取って解いてみたところ、その難しさに驚愕しました。

その瞬間、これは新たな挑戦だと感じ、医学部受験を決意しました。

それまで医学部について意識したことはなかったし、医師になるつもりもまったくありませんでしたが、その問題に触れたことで自分の進むべき道が見えてきたのです。

予想外の合格と新たな道

結果的に、最難関の東大には不合格となりましたが、代わりに合格した東京慈恵会医科大学（慈恵医大）に入学することになりました。

後に知ったのですが、実は父は私が医師になってほしいとずっと願っていたそうです。

両親は、私が生まれる前から医師になる日を夢見て、ひそかに貯金を始めていたと後で知りました。

その背後には、私への深い愛情と期待が込められていたのです。

しかし、両親から「医者になれ」「医大に入れ」といった言葉を直接聞くことは一度もありませんでした。

その代わり、彼らは私の成長を見守り、支え続けてくれました。

まるで、私が自らの道を選ぶのを待っていたかのようでした。

新たな挑戦と充実した日々

慈恵医大での学生生活は、医学の勉強だけでなく、充実した部活動や仲間との旅行によって色鮮やかな思い出に満ちています。

水泳部に所属し、経験は浅かったものの、仲間たちとの飲み会やイベントは本当に楽しく、友人との絆を深める大切な時間でした。

水の中でのひとときは、ストレスを忘れさせてくれる貴重なひとときでもありました。

また、学業の合間をぬって仲間たちと世界を旅することができたのも大きな思い出です。

さまざまな文化に触れ、新しい景色を共有することで、医療の視野が広がり、視点が豊かになったと感じています。

旅先での笑い合った瞬間や、未知の経験は、医学の枠を超えた学びをもたらしてくれました。

この思い出が、その後の医師としての道を進む上での支えになっています。

慈恵医大には、人間的に魅力的な学生が集まり、「努力の結晶としてこの大学に入学できて本当に良かった」と心の底から感じています。

中には厳しいテスト中心の医大も存在しますが、慈恵医大はその自由な校風が際立っており、私には見事にフィットしました。

この自由さこそが、充実した学びの環境を創出し、自己成長を促す大きな原動力となったのです。

医師になることを目指したきっかけ

ここまでお話ししてきたように、私は医師を目指して医大に入ったわけではありません。

しかし、なぜ私は医師になり、特に訪問診療専門の中野訪問クリニックを開業することになったのか、その理由をお話しします。

慈恵医大の同級生たちの多くは、自らの病気体験や身近な人の命が救われた経験、または親類に医師がいることが医療の道を選ぶ動機となっています。

ですが、私は健康な家族に恵まれ、医療従事者の親族もいませんでした。

そんな私が医師を志すきっかけとなったのは、祖父母とのコミュニケーションを通じての経験です。

祖父母たちは私が医大に入学したことを非常に喜んでくれました。

そして、彼らは病院での経験や薬、検査について頻繁に質問をしてくるようになりました。

その背景には、祖父母が通っていた病院の医師たちが多忙で、患者さんに十分な説明をする時間がなかったという現状がありました。

このことから、祖父母のように不安や心配を抱えている患者さんが少なくないことを知りました。


そこで、私は学生でありながら、じっくりと時間をかけて説明をすることで、祖父母に安心感を与えられることに気づきました。

この経験から、医療における医師と患者さんのコミュニケーションの重要性、特に時間をかけて丁寧に説明することの大切さを強く感じるようになったのです。


私が目指す医療は、緊急の治療や手術のスピードを重視するものではありません。

むしろ、安定した状態の高齢者に寄り添い、日常的なコミュニケーションを大切にする「寄り添える医療」を追求しています。

時には患者さんと一緒にお菓子を食べながら、くだらない話をする時間も、医療において重要な要素だと考えています。

私の医師としての原点は、祖父母との日常的な関わりにあります。

そこから学んだ「寄り添う」という姿勢を大切にし、患者さんの理解と安心を第一に考える医療を実践していきたいと強く願っています。

医大に入った私は、次第にその思いを深めていったのです。

日本における在宅医療の現状

日本では、依然として人々が病院で亡くなるケースが多いのが現状です。

医療技術の進展に伴い、病院で治療を受けることが一般的になっていますが、同時に多くの人々は「病院へ行けば安心できる」と考えており、在宅医療への理解が不足しています。

これがこの状況をさらに複雑にしています。

在宅医療の可能性

在宅医療というと、多くの人が終末期の看取りをイメージするでしょう。

しかし、在宅医療はそれだけではありません。

たとえば、主治医がいない方や通院が困難な方にとって、在宅医療は大きなメリットをもたらします。

特に、高齢者にとって通院は非常に大変ですが、医師が自宅を訪問する在宅医療によってその負担を軽減することができます。

また、在宅医療は終末期だけでなく、日々の健康管理にも貢献します。

患者さんの日常的な様子を把握しやすく、病状の変化にも迅速に対応できるため、病院での初診患者さんに比べて、在宅医療を受けている患者さんのほうが健康状態をより良く理解することができます。

在宅医療の重要性

このような観点から、在宅医療を受けることで患者さんは自宅で安心して過ごすことができます。

これは病院では得られない心の安らぎを提供し、家族も患者さんと穏やかな環境で過ごすことができ、家族間の絆を深めることにもつながります。

こうした理由から、在宅医療は患者さんだけでなく、その家族にとっても大きなメリットをもたらすのです。

私は在学中にこのようなことを考え、在宅医療の道に進むことを決意しました。

医学部での学びと限界

しかし当時の医学部の教育には、病院での治療方法について学ぶカリキュラムはありましたが、在宅医療に関する内容は十分ではありませんでした。

そのため、実際の現場を体験する機会もほとんどありませんでした。

医学部での六年間に加え、二年間の研修を経て、私は在宅医療を本格的に学ぶため、地域医療や訪問診療に特化したプログラムを持つ総合病院へ進みました。

そこで実際に患者さんの家を訪問し、その生活環境やニーズを徹底的に学ぶことで、自らの知識を深めていきました。

この経験は、私にとって医師としての視野を広げる貴重な機会となったのです。

在宅医療の課題とクリニックの開業

在宅医療には多くの利点がありますが、いくつかの課題も存在します。

在宅医療は医師だけでなく、看護師や介護スタッフ、薬剤師などのチームによる支援が必要です。

しかし、地域によってはこの体制が整っていないことがあります。

そこで、自分の目で現場を感じ、自らの力で今後の医療を変えていきたいとの思いを胸に、二〇二〇年に「中野訪問クリニック」を開業しました。

中野訪問クリニックを開業

コロナ禍というタイミング

私が中野訪問クリニックを開業したのは、二〇二〇年四月。新型コロナウイルスが全世界で猛威を振るっていた、まさに未曾有の時期でした。この偶然のタイミングが、私の医療に対するアプローチに新たな意義をもたらすこととなりました。

新型コロナウイルスの影響により、多くの方々が「病院には行かなければならないが、感染のリスクが怖い」と感じるようになりました。

このような状況下で、「医師が自宅に来てくれるのではないか」と考える人が増え、訪問診療への需要が急激に高まりました。

この社会的変化により、私のクリニックが多くの人々から求められる存在となったのです。

開業当初、私の前には資金や資源の制約が立ちはだかっていました。

たった一人での船出は、まさに試練そのものでした。

この制約が逆に私に創意工夫を促し、限られたリソースの中で最大限の効果を引き出す方法を模索する機会となりました。

私が自負するコミュニケーション能力は、祖父母との生活を通じて自然に身についたものであり、この力を生かすことで、患者さん一人ひとりと丁寧に向き合う姿勢を大切にしました。

開業から四年が経過し、在宅医療に対する認知度は確実に向上しています。

また、国の支援体制も整いつつあり、在宅医療を行う医師としての活動がよりやりやすくなったと実感しています。

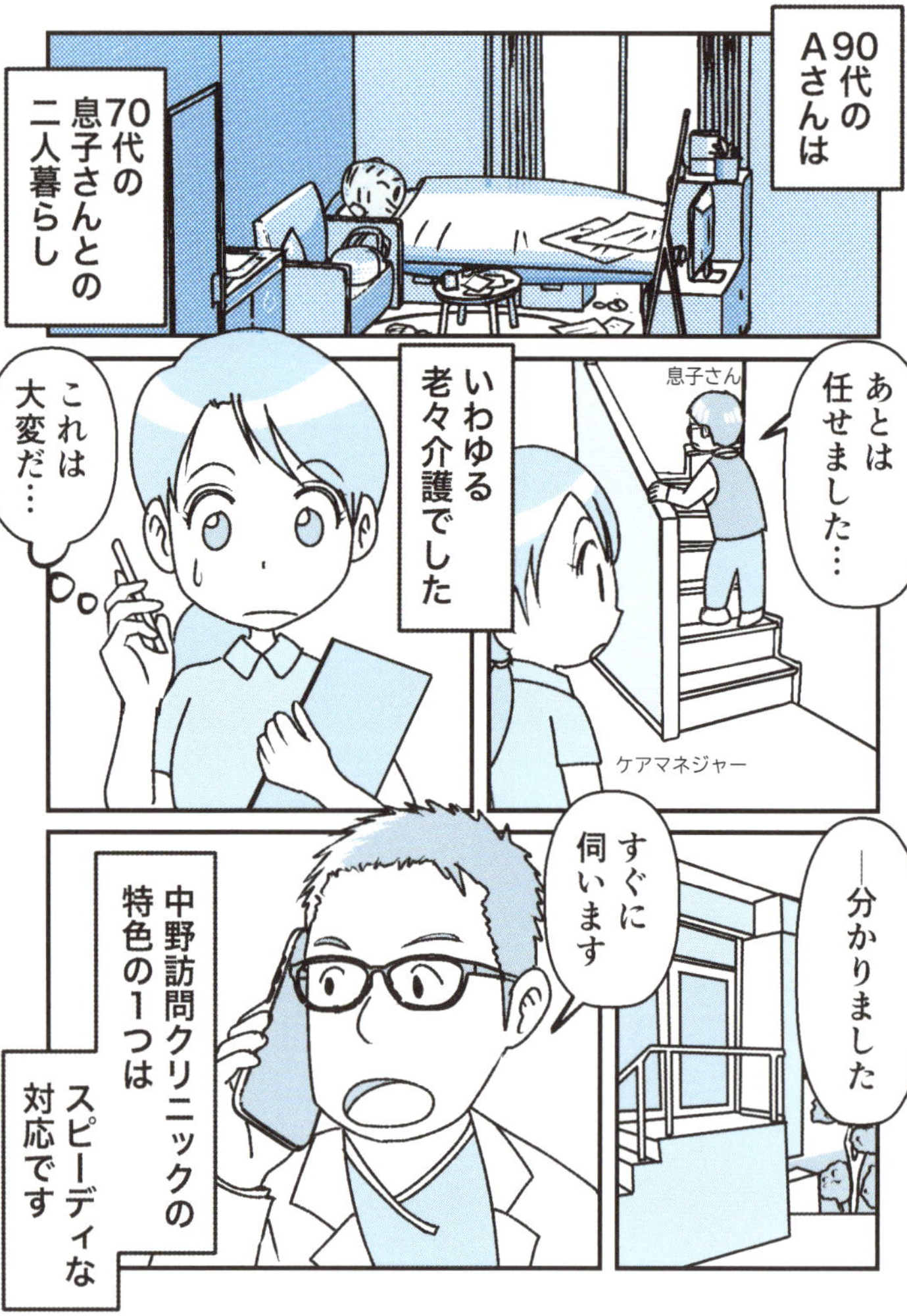
90代のAさんは
70代の息子さんとの二人暮らし
息子さん
あとは任せました…
ケアマネジャー
いわゆる老々介護でした
これは大変だ…
―分かりました
すぐに伺います
中野訪問クリニックの特色の1つは
スピーディな対応です

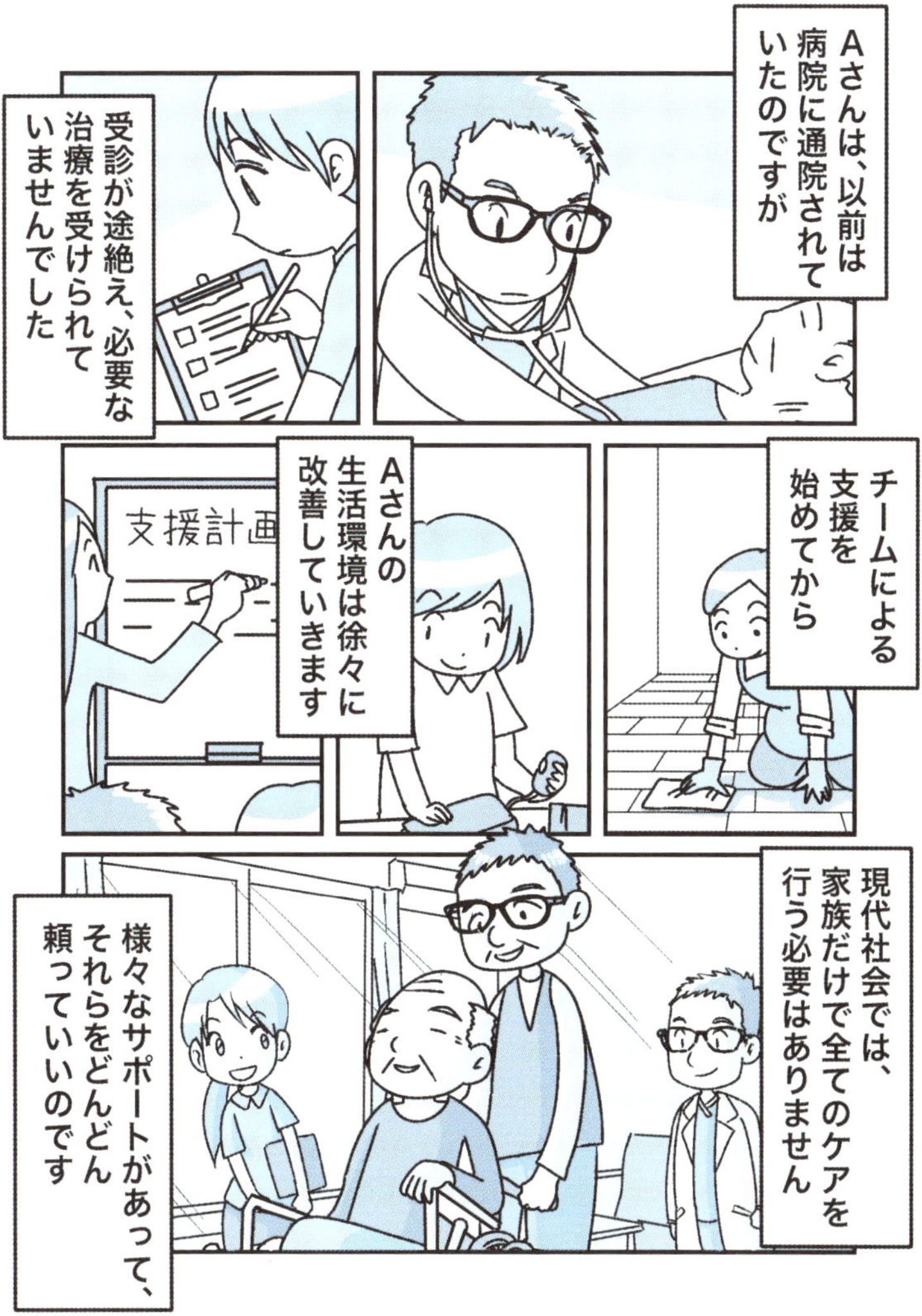
Aさんは、以前は病院に通院されていたのですが
受診が途絶え、必要な治療を受けられていませんでした
チームによる支援を始めてから
支援計画
Aさんの生活環境は徐々に改善していきます
現代社会では、家族だけで全てのケアを行う必要はありません
様々なサポートがあって、それらをどんどん頼っていいのです

第一章

中野訪問クリニックの紹介

中野区に根ざした医療サービスを

■クリニック名の由来

中野訪問クリニックは、地下鉄丸ノ内線の中野坂上駅近くに位置しています。

この立地は、地域に密着した医療サービスを提供するための重要な基盤となっています。

クリニック名に「中野」という地名を掲げることで、私たちの医療が中野区というコミュニティに根ざしていることを明確に示しています。

この名称には、私たちの強い地域への愛着と責任感が込められているのです。

二〇二〇年の開院以来、私たちは「地域」というキーワードの重要性を再認識しています。

地域とは、単に地理的な範囲を指すものではありません。そこに住む人々のつながりやコミュニティ、ひいては互いに支え合う関係性をも意味します。

近年、地域名を含むクリニック名が増えている背景には、地域密着型の医療サービスの再評価があると感じています。この流れに私たちも積極的に乗り、地域社会への貢献を深めていくことを目指しています。

私たちは、地域社会への深い貢献を通じて、そこで生活する人々と強く結びつくことを大切にしています。

医療は、単なる治療行為ではなく、患者さんやそのご家族との信頼関係の構築を含むものだと考えています。

中野訪問クリニックでは、患者さん一人ひとりのニーズに寄り添い、地域に根ざした医療サービスのさらなる発展を目指して、日々努力を重ねています。

武器は、親しみやすさ、スピード、行動力

中野訪問クリニックの院長として、私は訪問診療を専門とする医師であり、総合診療を主な領域としています。

訪問診療の大きな特徴は、幅広い医療ニーズに対応できることです。

私自身も内科、外科、精神科、皮膚科など、さまざまな分野にわたって医療サービスを提供しています。

この点が誤解されがちなことの一つに、専門分野を持つ医師だけが質の高い医療を提供できるという考え方があります。

しかし、訪問診療を行う医師の役割は、「耳鼻科」や「脳神経外科」といった特定の

専門分野を持つ医師とは異なるのです。

私たちのクリニックでは、異なる専門分野を持つ医師や他の医療機関との連携を大切にし、患者さんに最適な医療サービスを提供しています。

具体的には、疾患ごとに得意分野が異なるクリニックや病院への紹介を積極的に行い、患者さんが必要とする専門的な治療を受けられるようサポートしています。

たとえ私たちのクリニックが直接診療を行わない場合でも、患者さんを最優先に考え、有益な情報やサービスの提供を心がけています。

私は訪問診療医としては比較的若いと自負しています。

この若さは、親しみやすさと行動力、そして迅速な対応力という強みとなっています。

私は、患者さんやそのご家族一人ひとりに寄り添い、そのニーズに応える姿勢を最も大切にしています。

医療の現場では、信頼関係が何よりも重要です。

私のアプローチは、単なる医療行為を超えて、患者さんの心に寄り添うことを目指しています。

この姿勢が、地域社会における私たちの役割をより一層強化し、患者さんにとっての安心感を生むことにつながると考えています。

間口は広く、可能な限り対応を

「中野訪問クリニックは、限られた地域の人にしかサービスを提供できないのでは？」と思われる方もいらっしゃるかもしれません。

確かに、当クリニックの基本的な訪問エリアは、当院から車で片道二〇分、半径五キロ以内を目安としています。

しかし、もし遠方の患者さんやそのご家族から強い希望があれば、緊急時の対応遅延などのデメリットをしっかりと説明した上で、患者さんの病状が安定しており、訪問頻度を月に一回や二回に限定できる場合には、可能な限り受け入れる努力をしています。

ただし、病状が不安定で頻繁な訪問が必要な患者さんには、より迅速な対応が可能な他のクリニックを紹介することが多いです。

クリニック間での協力は、患者さんにとって最良の選択肢を見つけるために欠かせない要素です。

この際、私たちは「競争」ではなく「協力」の精神で行動しています。

医療の現場においては、患者さんのニーズを最優先に考えることが重要です。

私たちは、患者さんにとって最適な医療サービスを提供するために、複数の選択肢を提示し、選択の幅を広げることに努めています。

地域に根ざした訪問診療を提供する中で、患者さん一人ひとりの生活環境や病状に合わせた柔軟な対応を心がけています。

■一人暮らし高齢者への支援に欠かせないこと

訪問診療の対象となる患者さんの中には、独居の高齢者が多く含まれています。私たちのクリニックがある中野区は、一軒家が密集しており、特に高齢者の一人暮らしが多い地域特性があります。

この現実を理解し、それに応じた医療サービスを提供することが私たちの使命であると強く感じています。

ご家族と離れて暮らしている高齢者や、全く通院歴のない方々の場合、時には緊急の対応が必要になることもあります。

例えば、食事が摂れない、熱中症や脱水症状が現れるといった緊急事態が発生することがあります。

こうした状況に迅速に対処できる体制が、中野訪問クリニックには整っています。

私たちは、連絡を受けたその日に対応できる体制を整えており、地域における急患への素早い対応を可能にしています。

このスピード感は、他の医療機関と一線を画す特徴です。事務手続きを迅速に行い、その日、あるいは遅くとも翌日には訪問ができるよう努めています。

この迅速な対応は、特に一人暮らしの高齢者への支援において非常に重要な要素です。

対応が遅れることで、救える命が救えなくなってしまう事態は、何としても避けなければなりません。

このような取り組みを通じて、一人暮らしの高齢者が安心して医療を受けられる環境を提供し、彼らの生活の質を向上させることが、私たちの責務であると考えています。

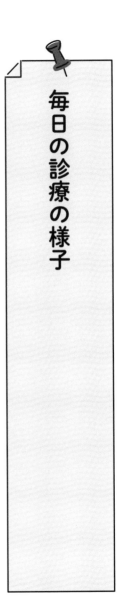

毎日の診療の様子

朝は八時半からミーティング

中野訪問クリニックの日々の診療は、朝八時半からの申し送りミーティングで始まります。

この時間は、前日の夜間に発生した事象や、その日の訪問ルートについてチーム全員で共有する重要な場です。

このミーティングは、私たちが二四時間三六五日体制で提供している診療サービスの質を維持するために欠かせないものとなっています。

ミーティングでは、一般的な処方内容や診療内容に加え、患者さんからの連絡や、関係各所からの注意事項も共有します。

また、次の診察で確認すべき点についても話し合い、それぞれの患者さんの状況に応じた準備を行います。

このようにして、私たちは患者さん一人ひとりのニーズに合わせた最適な医療を提供するための基盤を築いているのです。


この定期的なミーティングを通じて、私たちのチームは一体感を持ちながら、情報を共有し、協力し合っています。

医療は決して一人では成り立たないものであり、各メンバーの意見や経験を尊重し合うことで、より質の高い医療サービスを提供できると信じています。

朝のこの時間は、私たちが地域の皆様にとって信頼できる医療を提供するための第一歩となる大切な瞬間です。

初回訪問のポイント

中野訪問クリニックでは、患者さんへの初回訪問を基本的に六〇分としており、院長である私ではなく、相談員（ソーシャルワーカー）が担当します。

この点は、私たちのクリニックの特徴の一つです。

相談員が患者さんのご自宅を訪問することで、患者さんやケアマネジャーの方々に多くのメリットをもたらします。

お試しのような感覚で、まずはご相談いただければと思います。

ただし、緊急に診察が必要な場合は、このプロセスを省略し、私が直ちに現場へ駆けつけることもあります。

この相談員による初回訪問のおかげで、次回の訪問時にはより具体的で効果的な医療サービスを提供することができます。

訪問診療の仕事は、一言で言えば患者さんのもとへ直接足を運び、必要な医療サービスを提供することです。

しかし、その背後には多くの細やかな配慮や、患者さんやそのご家族に寄り添う心が求められます。

そういった点を踏まえ、初回の訪問にはいくつかの重要なポイントがあります。

まず、訪問診療の必要性とその仕組みについて、患者さんとご家族にしっかりと説明することが重要です。

特に、訪問診療に馴染みのない方々には、私たちのサービスがどのように役立つのか、なぜ訪問診療が選ばれるのかを理解していただくことが、治療の成功に直結します。

次に、中野訪問クリニックの診察費用や訪問の頻度、さらには院長である私のプロフィールまで、具体的な話をしっかりと行います。

このような情報提供は、患者さんやそのご家族に安心感を与える重要な要素です。

もちろん、そのような話を進める一方で、患者さんの病歴や日常生活の状況といった詳細な情報を収集することも重要です。

電話での最初の連絡時には、ざっくりとした情報を伺うのみですが、実際に患者さんのお宅を訪れ、直接お話を伺うことで、より具体的な医療計画を立てることが可能になります。

私たちが心がけているのは、患者さんが自らの状況に最適な医療サービスを選択できるよう、十分な情報提供と説明を行うことです。

時には、初回訪問後に私たちのクリニックによる訪問診療が必要ではないと判断される場合もありますが、それもまた患者さんの権利であり、尊重すべき選択です。

だからこそ、私たちは事前に詳細な説明を行い、ご納得いただけない場合には、他の選択肢を模索することも重要だと考えています。

地域医療に不可欠な存在

ケアマネジャーとの連携

多くのクリニックでは、患者さんのほとんどが病院からの紹介を受けて来院します。しかし、私たち中野訪問クリニックの場合、実に八〇％がケアマネジャーからの紹介によるものです。

この点は、私たちのクリニックの大きな特徴であり、地域密着型のサービスを提供する上で、ケアマネジャーが不可欠な存在であることを示しています。

そのため、私たちは地域のケアマネジャーとの連携を非常に大切に考えています。

特に、普段から連携をとっているケアマネジャーの方々とは、中野区内での業務を中心に、さまざまな相談や情報交換を行っています。

彼らは私たちにとって、いわばパートナーのような存在です。

また、中野区には少なくとも一五〇人以上のケアマネジャーが在籍し、地域包括支援センターも八つあり、それぞれに五〜六人のスタッフがいます。

つまり、約二〇〇名の関連職種の方々がいるのです。

これだけ多くの専門家と連携を取るためには、地域のつながりを大切にし、患者さんを紹介しやすい関係性を築くことが不可欠です。

私たちは、医療機関や区役所が主催するイベントや講演会、勉強会などに積極的に参加し、接点を増やす努力をしています。

これにより、ケアマネジャーたちとの連携が一層強固なものとなり、特に困っている患者さんの案件について気軽に相談しやすくなるという効果が生まれています。

いろいろな病院で断られた患者さんを相談するのは心苦しいかもしれませんが、私たちはいつでも相談に乗る準備が整っています。

「こんな患者さんがいて、なかなか大変なんですよね」という軽い相談でも大歓迎です。


私たちにとって、ケアマネジャーとの信頼関係は非常に重要です。

どんな時でもお気軽にご連絡ください。

私たちが協力し合うことで、患者さんにとって最適な医療を提供できるよう努めてまいります。

地域全体が一つのチームとして、患者さんの幸せな生活を支えることができるよう、これからも一緒に歩んでいく所存です。

日々の患者さんの情報共有

中野訪問クリニックでは、ケアマネジャーからの連絡をスタッフが受け取り、必要に応じて私に情報を共有する仕組みを整えています。

ケアマネジャーが提供する情報には、患者さんにとって非常に重要な要素が含まれており、それらが診療において大きな意味を持つことは間違いありません。

例えば、患者さんの家庭環境や日常生活の様子に関する情報は、医師がより適切な治療方針を決定する際に欠かせないものであり、これらの情報の共有は診療の質を高める重要な要素となります。

誤診を避け、正確な医療を提供するためには、ケアマネジャーからの正確な情報提供が不可欠です。

さらに、患者さんやその家族が医師に直接伝えにくい内容についても、ケアマネジャーを通じてスタッフが間接的に医師に伝えることができる点は特に重要です。

当院では、こうした間接的なコミュニケーションを通じて、医師が診察に必要な情報を的確に把握できる体制を整えています。

この仕組みは、診療のサポートとして非常に価値が高いと言えるでしょう。

しかし、直接的なコミュニケーションには時に高いハードルが存在することも理解しています。

例えば、「院長の五十嵐先生を出してください」とクリニックに電話をかけることは、勇気のいる行動かもしれません。

それでも、患者さんの身体の状態や生活上の困りごとを詳細に把握することは極めて重要です。

そこで、私たちはそのハードルを下げるために、院長の私ではなくスタッフを通じて相談を受け入れる体制を整えています。

スタッフが皆さまからの情報を受け取り、必要に応じて私に情報を伝えることにより、直接私に話しにくい内容もスムーズに共有できるようになりました。

これにより、情報の流れが円滑になり、より良い医療サービスの提供につながるのです。

紹介状や患者さんの情報がなくてもご連絡を

関連職種の方々との連携を深めるためには、私たちのクリニックについてより多くの方に知っていただくことが重要だと考えています。

ケアマネジャーの皆さんが患者さんの状態を正確に判断し、どのクリニックに連絡すべきかを決めるのは容易ではありません。

しかし、中野訪問クリニックの訪問対象について理解していただければ、迷うことは少なくなるでしょう。

当院では判断に悩んだ際には、どのような患者さんでもお気軽にご相談いただいて構いません。

たとえば、診察を拒否されている方、かかりつけの病院がない方、これまで医療を受けたことがないために自分がどんな病気か分からない方、どんな方でもお待ちしています。

また、ご家族が付き添わないと通院が難しい患者さんの場合、認知症であっても私たちの訪問対象になります。

外見上は普通に歩けるように見えても、認知機能が低下している場合、一人で病院に行くことは非常に困難です。

私たちの訪問診療では、そのような状況でも問題なく対応できます。

また、紹介状や患者さんの具体的な情報がなくても、まずはご連絡をいただければ、当日中に対応いたします。

私たちは、ケアマネジャーの皆さんが訪問診療の対象となる患者さんを適切に判断できるよう、引き続き情報提供に努めていきます。

何かお悩みがあれば、いつでもお気軽にご連絡ください。

私たちは、皆さまのサポートを全力で行う準備ができています。

患者さんとの信頼関係づくり

医療への抵抗感を持つ患者さんにも積極的に対応

中野訪問クリニックでは、以前に受診した医師を好まなかったり、通院自体を拒否している患者さんにも積極的に対応しています。

医療や病院に対して強い抵抗感や不安を抱いている方がいらっしゃることは十分に理解しています。

そういった方々には、特に診療を始める前に信頼関係を築くために、時間をかけることを心がけています。

治療方針の提案や薬の服用を進めるのは、信頼が確立してからの話です。

信頼関係を築き、それを長期にわたって維持するためには、医療提供者としての継続的な献身が不可欠です。

病院勤務の医師にとっては難しい場合もありますが、訪問診療の大きな利点は、患者さんが自宅にいながら医療サービスを受けられる点です。

特に、医療に対する不安や懸念を抱き、通院が難しい患者さんにとっては、この形式は大きなメリットと言えるでしょう。

もちろん、初回の訪問時には警戒なさる方も多いですが、次第に信頼が築かれていく過程を通じて、患者さんとの深い関係を構築する可能性が見えてきます。

キャンセルや日程変更にも柔軟に対応

私たちのクリニックでは、日々さまざまな患者さんと向き合い、特に精神疾患を抱える方々のケアにおいて、その日の状態に応じた柔軟な訪問診療を行っています。

外来の精神科クリニックでは、初診時にはある程度の時間をかけることができても、その後は薬の処方が中心となり、カウンセリングに十分な時間を取ることが難しい場合が少なくありません。

また、そもそも通院自体が困難な患者さんも多くいらっしゃいます。

しかし、訪問診療なら医師が直接ご自宅に伺うため、外出する必要がありません。薬の処方はもちろんのこと、毎回の診療で時間をかけたカウンセリングを行うことも可能です。

これにより、コミュニケーションを通じて信頼を築きやすくなるという利点もあります。

さらに、患者さんが精神症状により、話をしたくない、または家に誰かを入れたくないと感じるときもあります。

そのような場合には、キャンセルや日程の変更にも柔軟に対応しています。

どんな状況であっても、患者さんの心身の健康を支えるためには、継続的な診察を通じて少しずつ信頼関係を築いていくことが重要だと考えています。

家に医師が来る意味

患者さんにとって、「医師が自宅まで来てくれる」というだけで、大きな助けとなることがあります。

特に、一人暮らしで外出の機会が少ない患者さんは、日常生活の中で外見や身なりに無頓着になりがちです。

しかし、私たちが訪問する日が決まっていると、その日を迎えるにあたり外見を整えたり、外出着に着替えたりすることが心の中で一種の準備や前向きな行動に変わる方もいらっしゃいます。

これは、ある意味で「見栄を張る」という行動が、その人の精神的な支えとなる場合もあるのです。

小さなことかもしれませんが、こうした行動の変化が「元気でいたい」という患者さんの気持ちを後押しすることにつながります。

さらに、訪問診療の際には、単に医療的なケアを提供するだけでなく、患者さんに小さな目標を設定してもらうことで、日々のモチベーション維持にもつながることがあります。

「次の訪問までに、これを試してみましょう」と提案することで、患者さん自身がその目標に向けて前向きになれるのです。

例えば、

「これから二週間、毎日三食しっかり食べてから薬を服用しましょう」

「少しだけでもいいので、毎日軽い体操をやってみましょう」

といった具体的なアドバイスを提供することが、日常生活における小さなステップとなり、次の訪問までの励みになります。

こうした提案が、ただの生活指導を超え、患者さんの健康維持や精神的な支えにもなっているのです。

治療の出発点は、こうした小さなステップから始まります。

その積み重ねが、最初は薬をまったく服用しなかった患者さんが、最終的にはきちんと薬を飲み続けられるようになるといった大きな成果に結びつくこともあります。

このような日常的なコミュニケーションと信頼関係の構築は、治療の重要な一部であり、訪問診療の大きな意義なのです。

地域包括支援センターとの連携

密につながることで適切なサービスを提供

訪問診療の根底にある理念は、患者さんが最期まで住み慣れた場所で安心して過ごせるようにサポートすることです。

このサポートによって、患者さんの生活の質（QOL）を大幅に向上させることができ、より充実した人生を送っていただくことが可能になります。

そのためには、地域包括支援センターとの密接な連携が欠かせません。

地域包括支援センターは、高齢者やその家族からのさまざまな相談を受け付けており、そこには健康や福祉に関する多岐にわたるニーズが集まります。

私たちがセンターと緊密につながっていることで、患者さんが必要としている医療やケアを迅速かつ的確に提供することが可能になるのです。

これにより、訪問診療を通じて患者さんのQOLをさらに高めるだけでなく、彼らが住み慣れた地域で安心して生活を続けるための支えとなります。

中野区において、私たちのクリニックはその役割を果たしており、地域内での認知度も徐々に高まっていることを非常にありがたく感じています。

これからも、地域に根ざした医療サービスの提供を続け、地域全体のサポート体制を強化し、医療と介護の質の向上に貢献していくことが私たちの目標です。

また、在宅で適切な医療サービスが受けられるようになることで、病院の負担が軽減され、地域全体の医療サービスの質が向上するという利点も生まれます。

これは、医療費や介護費の増大に対する有効な解決策の一つです。

今後も、地域が一体となって支え合い、病院や施設に過度に依存することなく、地域で必要な医療サービスを提供できる社会の実現に向けて取り組んでいきます。

困難なケースにも迅速に対応

中野訪問クリニックは、さまざまなケースに対応していますが、特に地域包括支援センターからの依頼は複雑なケースが多いのが特徴です。

これらの依頼は、患者さんの状態が一目ではわかりにくく、どの程度医療が必要なのかを慎重に判断しなければならない場合もあります。

正しい判断が難しい症例や、一般の病院で受け入れを断られてしまった、いわゆる困難症例とされる患者さんが緊急に依頼されることも珍しくありません。

さらに、患者さん自身やその家族が過去にトラブルを抱え、以前の医療機関と連絡を取りたがらない場合もあります。

そういったケースでは、私たちが代わりに医療機関に連絡を取るなど、患者さんやご家族の負担を軽減するために介入することも多々あります。

このような難しい案件に取り組むことは、訪問診療の重要な役割の一つだと考えています。

実際、地域包括支援センターからの依頼は、よろず相談的なものから、急激に悪化した病状を抱える患者さんまでさまざまです。

患者さんの状態が重篤な場合でも、その場で適切な判断を迅速に下し、必要に応じてすぐに救急搬送を手配します。

しかし、緊急搬送がゴールではありません。

その後も、患者さんが適切な医療を受け続けられるように、適切な病院への紹介や入院後のフォローアップを含めて、包括的なサポートを提供します。

特に重要なのは、緊急の状況に遭遇した際に何が最も適切な対応かを、その場で冷静に判断することです。

私たちのクリニックでは、まず「患者さんが必要とする支援を最優先」に考えています。

患者さんが私たちのクリニックを利用するかどうかに関わりなく、最良の医療を提供することが目標です。

この姿勢を持って、患者さんが退院して帰宅した際には、訪問診療を継続できる体制をしっかり整え、再度のサポートを行います。

こうした診療の中で大切なのは、単にその場の問題を解決するだけでなく、患者さんが長期的に最善の医療を受け続けられるように支援を提供することです。

どんな困難なケースであっても、地域全体で支える医療を実現することが私たちの使命です。

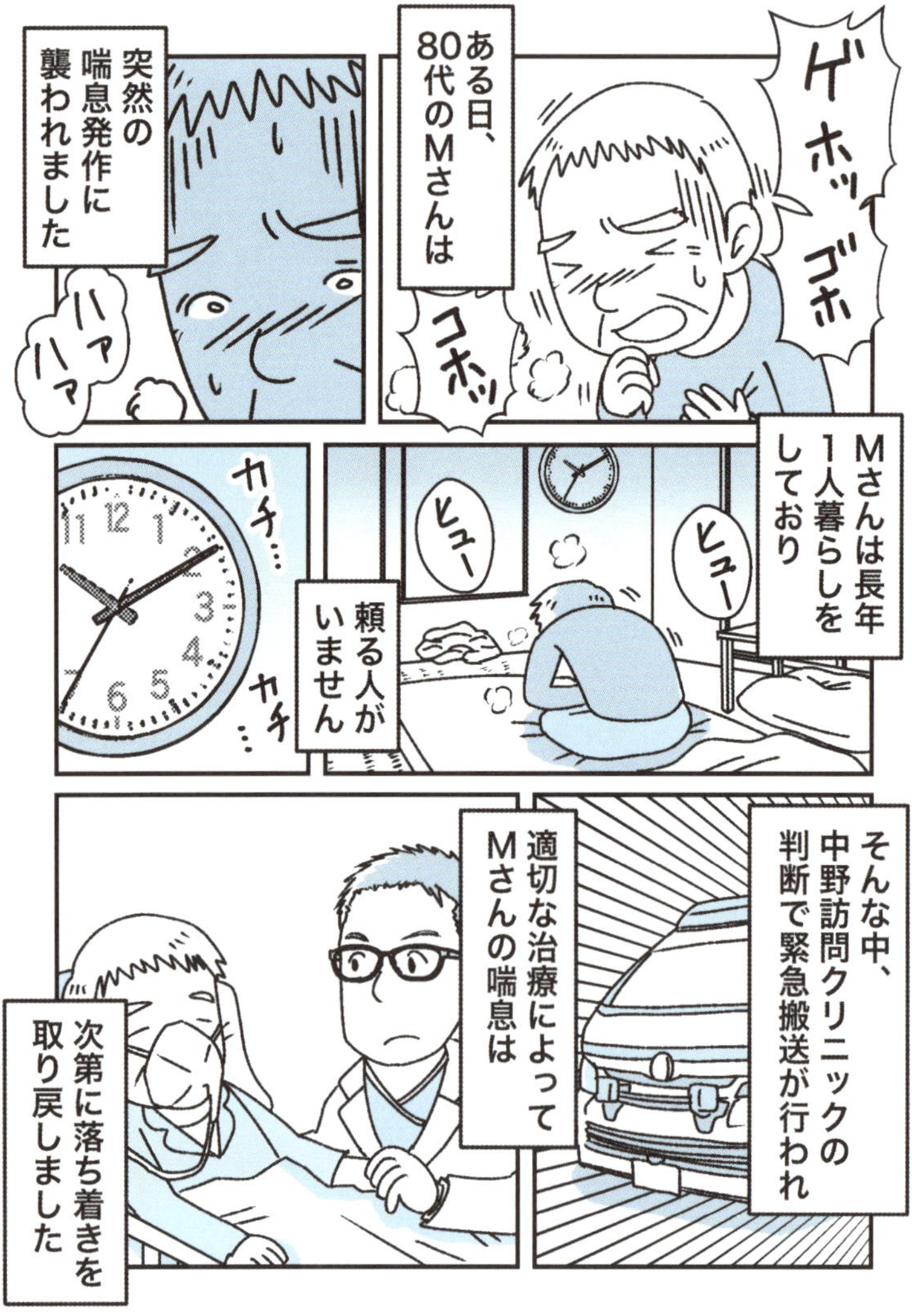
ゲホッゴホ
ある日、80代のMさんは
ゴホッ
突然の喘息発作に襲われました
ハァハァ
Mさんは長年1人暮らしをしており
ヒュー
ヒュー
頼る人がいません
カチ…
カチ…
そんな中、中野訪問クリニックの判断で緊急搬送が行われ
適切な治療によってMさんの喘息は
次第に落ち着きを取り戻しました

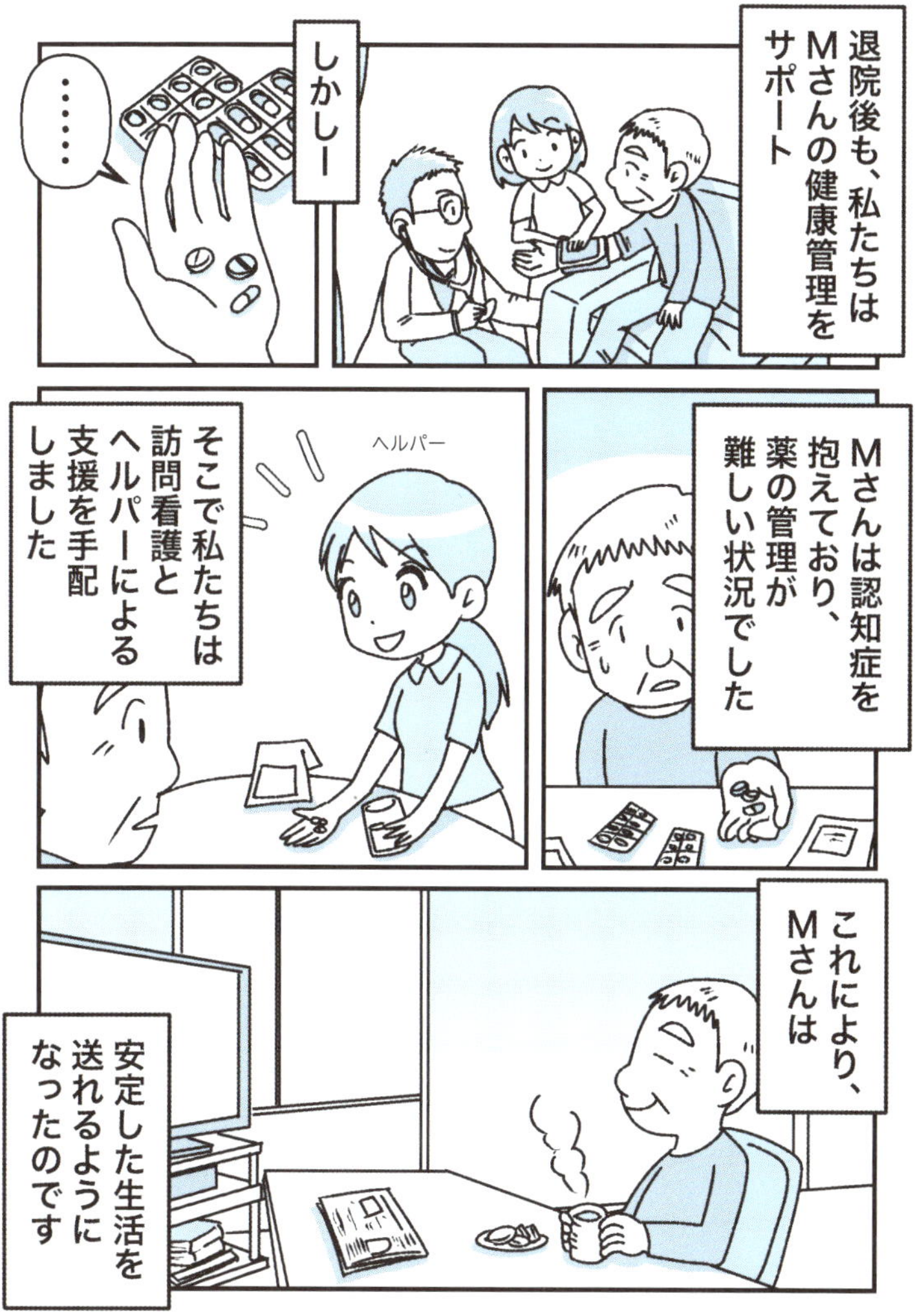
退院後も、私たちはMさんの健康管理をサポート
しかしー
……
Mさんは認知症を抱えており、薬の管理が難しい状況でした
ヘルパー
そこで私たちは訪問看護とヘルパーによる支援を手配しました
これにより、Mさんは
安定した生活を送れるようになったのです

第二章

小さなクリニックの大きな強み

スタッフとの連携プレー

少人数チームだからこそできること

中野訪問クリニックは、私が一人で立ち上げたところから始まり、現在では院長である私を含めてトータルで五名のスタッフが在籍しています。

開院当初から少しずつ成長しているとはいえ、まだまだ小さなクリニックです。

しかし、この少人数チームだからこそ得られるメリットも多くあります。

まず一つ目の利点は、スタッフ間での情報共有が非常にスムーズに行える点です。

チームが小さいため、コミュニケーションの質が高まり、各メンバーが患者さんの状況を正確に把握しやすくなっています。

このため、訪問計画の最適化が可能となり、患者さんへの訪問スケジュールの調整を迅速に行うことができます。

特に、緊急度に応じたスケジュール調整を行うことで、患者さんのニーズに対する柔軟な対応が実現しています。

また、訪問診療では患者さんと直接関わる機会が多いため、スタッフ一人ひとりがその役割に深く関与することが求められます。

このような環境は、訪問診療に携わるスタッフにとってやりがいの源泉とも言えます。

私たちのクリニックでは、各メンバーが患者さんの状態を改善へと導く過程で得られる達成感が、スタッフのモチベーションを高めているのです。

▒医療者側の立場から一歩離れて

現代の医療環境では、効率性とスピードが重視されています。

このため、従来のやり方に固執するのではなく、時には新しい方法に切り替えることが求められます。

私自身も、医療者という立場から一歩離れ、外部からの視点を持つことで、新たなアイデアや改善点を提案しやすい環境を整えるよう心がけています。

中野訪問クリニックには、多様なバックグラウンドを持つスタッフが在籍しています。

そのうち、医療業界とは異なる前職を持つスタッフが半数以上を占めています。

これにより、在宅医療の現場で直面する非効率な点について、単一の視点にとらわれることなく、多角的にアプローチできるのです。

このような多様性は、従来の方法にとらわれず、独自の視点からの改善策を見出すために非常に重要です。

医療の質を高めるためには、意見交換を活発に行い、さまざまな視点を取り入れることが欠かせません。

これにより、私たちはより良い医療サービスを提供し、患者さんのニーズに応えることが可能です。

バックオフィス業務の重要性

クリニックにおけるバックオフィス業務は、患者さんに対する直接的な医療提供とは異なりますが、その重要性は決して軽視できるものではありません。

事務手続きや情報共有のためのツールなど、多岐にわたる細かい業務は、すべて最終的に患者さんへのサービスの質を向上させるために不可欠な要素となります。

一部のクリニックでは、直接的に医療を提供する医師が中心となり、その結果、看師や事務スタッフなど他のスタッフによる改善や介入が難しい環境が形成されることがあります。

このような状況では、医師は日々の業務に追われ、業務改善の余地がほとんど残されない状態に陥りがちです。

しかし、私たちのクリニックでは、こうした課題を打破するために、スタッフ一人ひとりが改善を提案しやすい環境を整えることに力を入れています。

このアプローチにより、全員がクリニックの運営に積極的に関与し、患者さんにより良いサービスを提供できるよう努めています。

たとえば、在宅医療では多くの書類作成が求められます。

訪問看護指示書の作成や、看護師への指示など、細かな業務が数多くあります。

これらのタスクは非常に手間がかかり、長時間を費やすことが必要です。

そのため、バックオフィスの業務が円滑に進むことは、医療提供の現場において非常に重要です。

中野訪問クリニックのバックオフィスの業務は、細かくて複雑ですが、スタッフは責任を持ってこれに取り組んでいます。

なぜなら、各自が自分の行う業務がクリニック全体のサイクルの中で、最終的にどのように患者さんへの貢献につながるのかを理解し、イメージできているからです。目の前のタスクに没頭するだけでなく、その先にある患者さんへの貢献を常に考えているのです。

バックオフィスの業務は、一見すると目立たないかもしれませんが、クリニック運営においては欠かせない重要な役割を果たしています。

こうした業務が効率化されることで、現場での医療サービスの質の向上につながっているのです。

伝言ゲームはしない

医療の現場では、時折「伝言ゲーム」のような状況が発生することがあります。

これは、クリニックに寄せられた問い合わせが、事務スタッフを通じて医師に伝わり、医師が判断した後、再度スタッフを経由して問い合わせた相手に返されるというプロセスを指します。

このような流れでは、情報の正確性が損なわれるリスクが伴います。

しかし、誤解していただきたくないのは、医療に関する選択や判断は、医師の資格を持たない者にはできないということです。

したがって、医療的な事柄については必ず医師に相談し、時間をかけて慎重かつ正確に情報を伝える必要があります。

このようなプロセスは、時には避けられないものです。

とはいえ、医療の現場では最終判断を下すスピードが求められます。医師の相談が必要な事項なら別ですが、スタッフが答えられる案件や単なる確認事項であれば、すべてを医師に確認する必要はありません。

このため、私は、そうしたやり取りの時間を効率化し、より多くの時間を患者さんとの接触に充てるべきだと考えています。

中野訪問クリニックでは、スタッフ間での情報共有を徹底しており、伝言ゲームを避けられる内容については、スタッフがその場で回答できるようにしています。スタッフ同士が業務時間外でもコミュニケーションを取り合うことで、迅速な対応が可能になっています。

この連携により、私は患者さんに集中して医療を提供することができるのです。

依頼はいつでも大丈夫

■緊急の依頼への対応

どれだけ事前に準備をしていても、緊急の依頼は予測できないタイミングで発生します。

そんなときでも、私たちは疾患ごとに想定される対応策を事前に準備し、必要に応じて看護師による訪問や電話での指示など、さまざまな手段を駆使して迅速に対応しています。

たとえば、患者さんへの訪問の順序を柔軟に調整することは日常的に行っています。こうした変更点は、スタッフ全員に共有し、情報の透明性を保つよう努めています。加えて、緊急の場合でも必ずしもすぐに訪問することが最適解ではないこともあります。

患者さんの状態によっては、他の医療機関への紹介や電話での指示がより適切な対応となることもあります。

たとえば、慢性心不全の患者さんが急に呼吸困難を訴えることがあります。このような状況は、病歴や既往症からある程度予測可能です。そのため、事前に必要な酸素療法の準備や、緊急時に使用する薬剤を用意しておくことが非常に重要です。

どんな時でも、私たちの強みは臨機応変な対応力です。

「いつでも大丈夫」というスタンスで、患者さんからの診察依頼を心から歓迎しています。

この仕事では、一日として同じ日がありません。
私たちは常に最適な対応を模索しながら、スタッフ全員が協力して行動しています。

様々な機関とも連携

■医療機関とのネットワークを活用して勉強会を行う

中野訪問クリニックでは、複数の医療機関と連携し、毎月定期的に勉強会を開催しています。

この取り組みは、情報と教育の共有を通じて、地域医療の質を向上させることを目的としています。

参加する医療機関はそれぞれ異なる専門性を持ち、中野区をはじめとする複数の地区にわたるため、多様な視点からの意見交換が可能です。

勉強会では、実際の患者さんの症例を共有し、各機関が持つ専門的な知識や経験を生かした対応を行っています。

このような定期的な情報共有により、患者さんからの相談に対しても適切な医療機関への紹介が円滑に行える体制が整っています。

たとえば、あるクリニックでの特定の治療法が有効であった場合、他の機関からの紹介によって、その治療がスムーズに進められるようにしています。

このシステムは、単なる連携を超え、全体として最も効率的かつ適切な診療が提供できるように設計されています。

地域に根ざした医療を目指す私たちにとって、このような連携は非常に重要な要素です。

私たちの最終的な目標は、地域の皆様に信頼される診療を提供すること。

そのために、各機関との連携を通じて、より質の高い医療サービスを実現していきたいと考えています。

一歩踏み込んだコミュニケーション

心の距離を近くする

私は、患者さんの日常生活に密着したコミュニケーションを大切にしています。

訪問診療の所要時間は患者さんによって異なりますが、一般的には一五分から三〇分を目安としています。

待合室で三〇分待つことはあっても、病院の外来で医師と一対一のコミュニケーションをこれだけの時間取れる事はほとんどありません。

この点が訪問診療の大きなメリットの一つです。

訪問診察の中では、血圧の測定や身体の触診など、基本的なバイタルサインの確認を行います。

これにより、患者さんの健康状態を把握し、必要に応じた適切な医療を提供することができます。

バイタルサインの測定は、患者さんの現在の体調を評価するための重要な手段であり、訪問診察の一環として欠かせないプロセスです。


しかし、それにとどまらず、私たちは患者さんに「ここ二週間の体調はいかがですか?」や「お薬の効き目はどうですか?」といった質問を投げかけます。

また、趣味や日常の出来事についての会話も交え、幅広いトピックにわたる話をすることで、親しみやすい雰囲気を作るよう心がけています。

具体的な例として、患者さんが好きな食べ物や最近行った旅行の話をすることもあります。

たとえば、ある患者さんが「和食が大好き」とおっしゃった際には、私も最近訪れたおすすめの和食のお店についてお話しし、共に食文化を楽しむことができます。

また、別の患者さんが「最近、温泉に行ってきた」と話してくださった場合、その温泉の良さや周辺の観光スポットについて会話を広げることで、リラックスした雰囲気を作り出し、親しみやすい関係を築くことができます。

こうした日常的な会話を通じて、患者さんとの距離を縮め、信頼関係を深めることができるのです。


このようなコミュニケーションは、単なる雑談ではありません。

その中で、患者さんの活動頻度や心身の変化を注意深く観察しています。

訪問時には家庭内の様子を見たり、患者さんの精神的な状態を推察したりすることもあります。

さらに、患者さんの趣味や好みをカルテに記録することで、医療だけでなく、生活全般に関心を持つ診療を実践しています。

また、私たち中野訪問クリニックのスタッフは比較的若いため、患者さんやご家族から「話しやすい」と感じていただくことが多いです。

この点がコミュニケーションのハードルを低くしているのかもしれません。

中には、私たちが訪問することを楽しみにしている患者さんも多く、一緒にお菓子や果物をいただくこともあります。

さらには、高いところにある電球の交換や重い家具の移動をお願いされることもあり、こうしたリクエストは心の距離が近くなった証拠といえます。

このような信頼関係を築くことが、患者さんの健康を支えるだけでなく、時には心の支えになるのです。

第二章　小さなクリニックの大きな強み

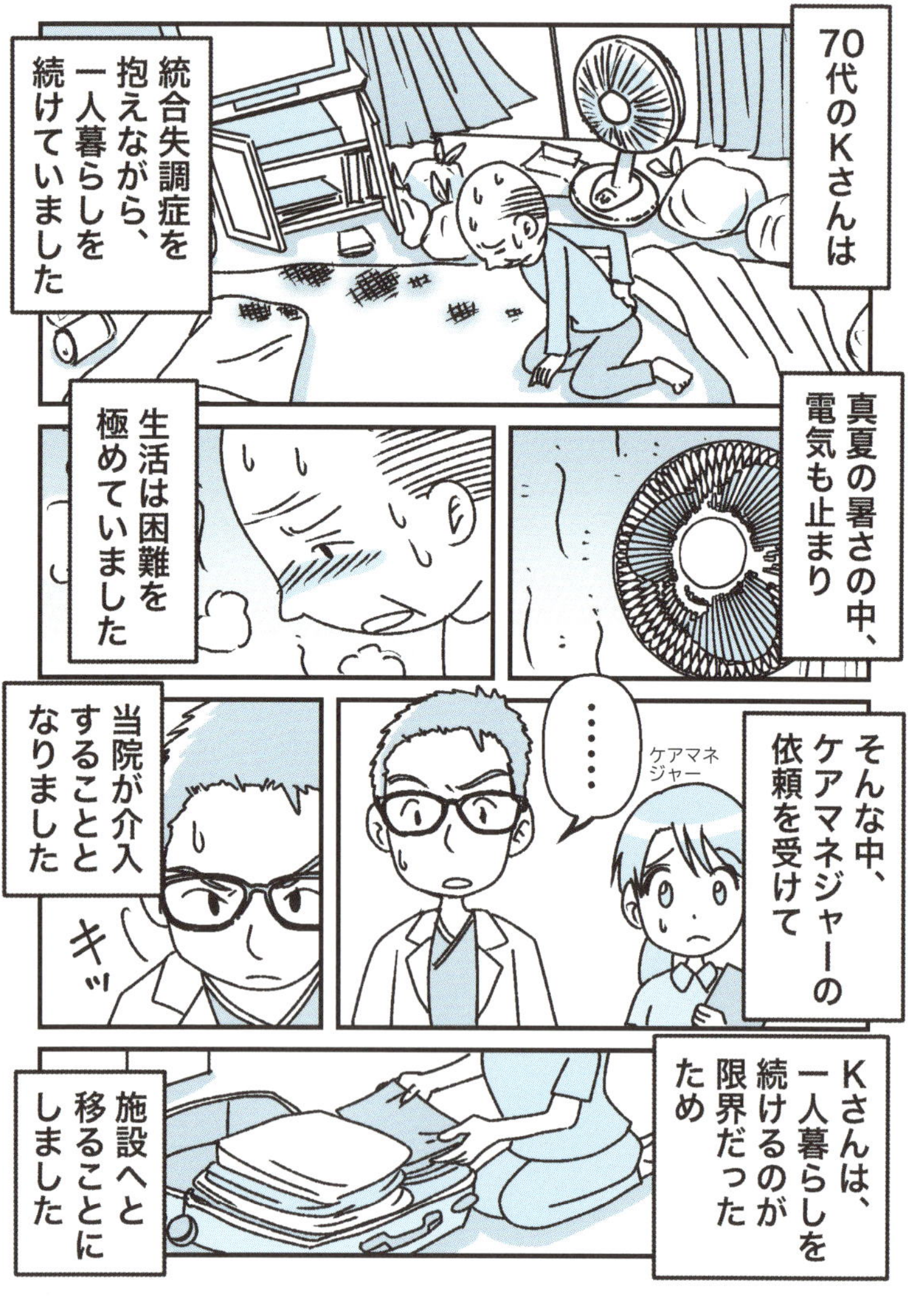
70代のKさんは
統合失調症を抱えながら、一人暮らしを続けていました
真夏の暑さの中、電気も止まり
生活は困難を極めていました
そんな中、ケアマネジャーの依頼を受けて
ケアマネジャー
……
当院が介入することとなりました
キッ
Kさんは、一人暮らしを続けるのが限界だったため
施設へと移ることにしました

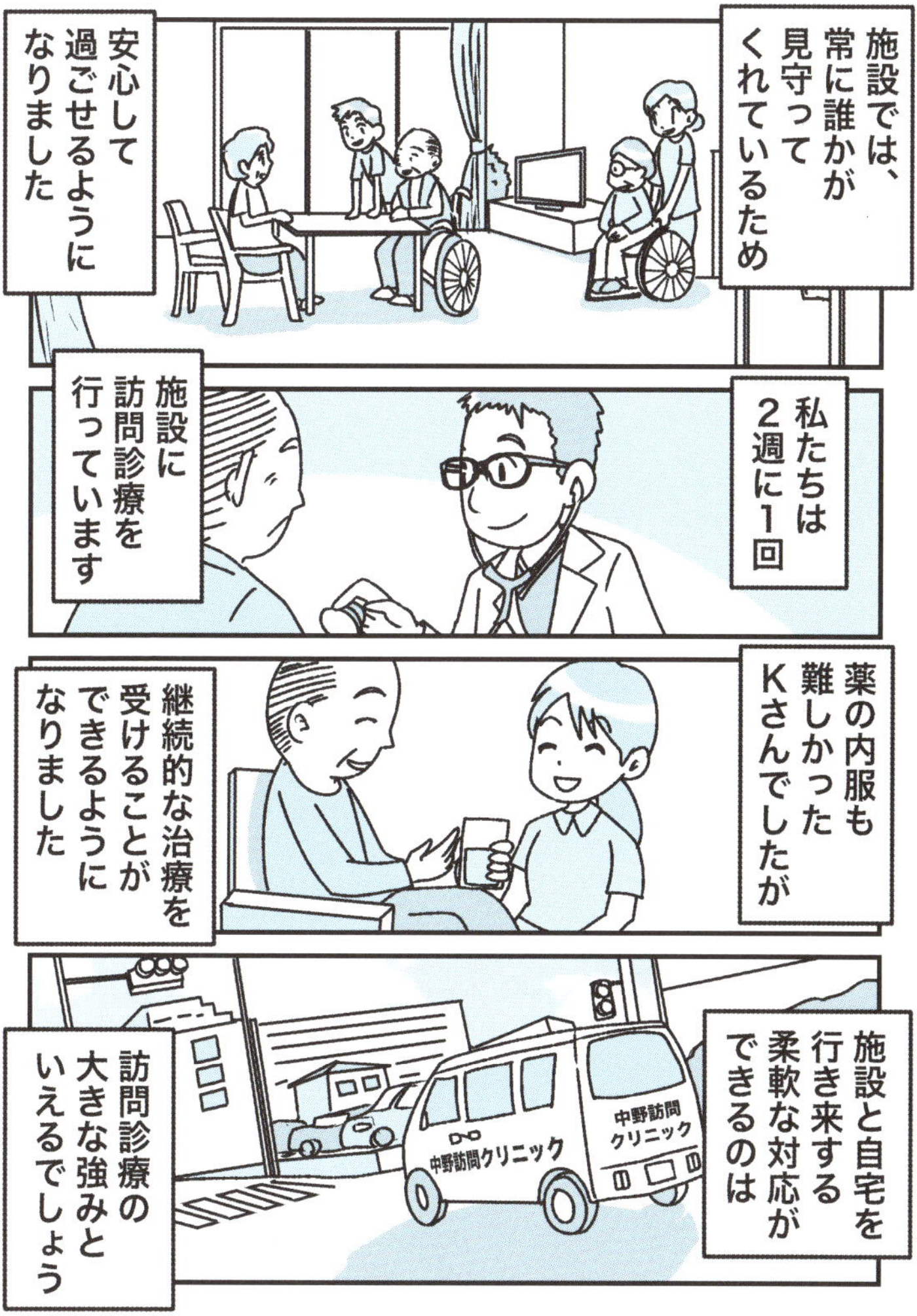
施設では、常に誰かが見守ってくれているため
安心して過ごせるようになりました
私たちは2週に1回
施設に訪問診療を行っています
薬の内服も難しかったKさんでしたが
継続的な治療を受けることができるようになりました
施設と自宅を行き来する柔軟な対応ができるのは
中野訪問クリニック
中野訪問クリニック
訪問診療の大きな強みといえるでしょう

第三章

私たちがどのように患者さんたちと接してきたか

ここまでの章で、中野訪問クリニックの方針やケアマネジャーとの連携の取り方についてて理解していただけたかと思います。

この章では、より具体的に私たちがどのように各患者さんと接してきたのか、実際のケースを挙げながらお話しします。

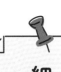

細かいスケジュール調整もしっかり報告を

患者さんの背景

Tさんは五〇代の男性で、統合失調症の診断を受けており、体重約一二〇キロの大柄な方です。

彼は訪問診療の際に、独特なお手紙を通じて幻覚や幻聴に基づく架空の物語を表現することがあります。

病院への通院を続けることが難しくなり、ケアマネジャーからの依頼で私たちの訪問診療サービスを利用するようになりました。

健康管理と精神状態のモニタリング

訪問時には、Tさんの血圧測定など基本的な健康管理から、精神状態のモニタリングまで、様々なサポートを行っています。

統合失調症の患者さんは、生活の中で起こる小さな変化に敏感であり、それがストレスや不安につながることがあるため、診察には細心の注意が必要です。

ルーチンの尊重

Tさんにとって、診察の開始時間や訪問スタッフ、血圧を測定した後の記録場所など、一連の流れは非常に重要です。

これらのルーチンは、安心して治療を受けるための基盤となります。

私たちは、ルーチンを尊重し、変更が必要な場合は必ず事前にTさんに伝えるように心がけています。

変化に対する配慮

変化に対するTさんの反応は、彼の精神状態に大きな影響を及ぼすため、小さな変更も事前にしっかりと伝えることが重要です。

例えば、予定されていた採血を次回に延期する際には、Tさんが心の準備をできるよう配慮しています。

このように、安定した治療環境を提供することで、Tさんの不安や恐怖を軽減し、継続的な治療を可能にしています。

■薬の服用管理

統合失調症で通院が困難な患者さんは、治療の中断により薬の服用を忘れがちです。Tさんもその一人でしたが、私たちが訪問することで再び薬を服用するようになり、治療を継続できるようになりました。

■生活環境の変化

現在、Tさんはお兄さんと同居していますが、お兄さんが結婚して家を出ることになり、今後の生活環境に対して不安を抱えています。

しかし、Tさんは私たち中野訪問クリニックに対する信頼を寄せており、私たちの介入が彼にとって大きな支えになっていると感じています。

信頼の構築

Tさんのケースは、細かいスケジュール調整やルーチンの尊重が、訪問診療においてどれほど重要であるかを示しています。

毎日ガーゼの取り換えが必須でも在宅が可能

患者さんの背景

七〇代の女性・Ｊさんは、肺がんの手術を受けた結果、右胸に大きな開口部ができており、そこから体内の血管が見える状態です。日常的に出血や膿が発生するため、毎日ガーゼの取り換えが必須となっています。通常、このような状況では病院に入院しての治療が望ましいとされていますが、Ｊさんは強く自宅での療養を希望されました。

連携体制の構築

私たちは、Jさんの希望に応えるべく、病院、訪問看護、そして当クリニックの三者で連携を図り、退院後も自宅での生活が可能な体制を整えることにしました。

具体的には、主治医や看護師、家族、当クリニックのスタッフが参加した会議を行い、Jさんが自宅でどのように生活できるかを話し合いました。

ガーゼ交換と医療ニーズの対応

毎日必要なガーゼ交換は、基本的に訪問看護の看護師に依頼し、月に二回の通院も継続することになりました。

その他の日々の医療ニーズは、私たち中野訪問クリニックが担当し、病院、訪問看護、訪問診療のトリプルケア体制を構築しました。

このようにして、各部門が役割を果たすことで、Ｊさんが自宅での生活を続けることができるようになりました。

退院前の準備とスケジュール調整

退院の約一ヶ月前から、このような会議を行い、具体的なスケジュール調整や病院との情報共有を徹底しました。

スムーズな退院と自宅での生活が送れるよう、準備を進めていきました。

三者がうまく介入することで、Ｊさんは自宅での生活を続け、日常生活の質を維持することができました。

希望に沿った療養

Ｊさんのケースは、在宅医療の可能性を示す成功例の一つです。

重い病気を抱えながらも、患者さんの希望に沿った形での療養が、生活の質を大きく向上させることができることを示しています。

昼夜問わない電話

■患者さんの背景

Kさんは四〇代の女性で、不眠やパニック障害に近い症状に悩まれています。昼夜を問わず、頻繁に事務所に電話をかけてこられ、その内容は多岐にわたります。過呼吸の訴えや、「こんな歌を歌っている人は誰ですか?」、「あのサッカー選手の名前は何でしたっけ?」といった質問まで、さまざまな内容が寄せられます。

電話対応の実態

Kさんの電話は、特に答えがわからない時に「わかりましたか？」と繰り返し聞かれ、なかなか電話を終えることができない状況がしばしば発生しました。

スタッフにとっては、大変な経験ではありますが、これらの電話の背後には、患者さんが話を聞いてもらうことで安心している側面もあることを理解しています。

安心感の提供

電話の内容が一見無関係に思えても、患者さんにとっては安心感を得るための大切な手段です。

私たちスタッフは、他の業務に手をつけられないこともありますが、二四時間体制で対応しているという安心感は、患者さんにとって非常に重要です。

実際に、病院への受診が特に連休前や金曜日に増えるのも、「土日には病院に行けなくて不安だから」という心理が影響しています。

精神的安定への寄与

中野訪問クリニックでは、二四時間つながることができる安心感を提供することで、患者さんの精神的安定をサポートしています。

実際に電話をかけなくても、「いざという時に繋がる」という感覚が、良い睡眠につながっている方も多くいます。

私は、いつでも寄り添える環境が存在することの重要性を、日々の業務を通じて実感しています。

訪問時の様子

Ｋさん宅に訪問した際は、電話でのやり取りとは異なり、ほとんど会話がないこともあります。

「あの時の電話、すみませんでした。ありがとうございました」といった感謝の言葉をいただくことが多いですが、それだけでも私たちは十分です。

逆に、電話が頻繁にかかってこないと、「最近電話がないけれど、大丈夫かな」と心配になることもあります。

寄り添いの心

Ｋさんのケースは、精神的なサポートの重要性を再認識させるものであり、患者さんに寄り添う姿勢が、彼らの安心感につながることを示しています。

私たちは、今後もこのような患者さんに対して、寄り添い続けることを大切にしていきたいと考えています。

説明することの大切さ

■患者さんの背景

Dさんは六〇代の女性で、脳出血の後遺症として失語症を患っています。彼女は弁護士として働いていましたが、病気によって多くの変化を経験しました。それでも、意思疎通の能力は保たれており、彼女が何を伝えようとしているかを理解することは可能です。

課題と強迫観念

Dさんが抱える主な課題は、長年にわたって大量の下剤を服用する習慣です。彼女はお腹を完全に空にすることに異常なほどのこだわりを持ち、その結果、何十回もトイレに駆け込むという行動を取っています。

当初、私たちの目標はこの行動を止めさせることでしたが、訪問を重ねる中で彼女の中に少しずつ変化が見え始めました。

患者さんの意識の変化

初期段階では、Dさんは下剤を処方してくれる私たちに感謝の意を示していましたが、何度目かの診察で「そんなに頻繁にトイレに行かなくても大丈夫かもしれない」と言い始めました。

この変化は、彼女が自身の行動に疑問を持ち、改善への第一歩を踏み出したことを示しています。

■アプローチの重要性

しかし、下剤の使用を禁止することによって、彼女が他の薬も飲まなくなるリスクを避けなければなりません。

医師に頭ごなしに何かを言われても、Dさんがそれを受け入れることは難しいでしょう。

重要なのは、彼女自身が自分の意思で下剤をやめることです。

そのためには、訪問診療の初期の段階では下剤の大量服用以外に関してはきちんと薬を飲んでいる状態を保ち、まずは良しとすることから始める必要があります。

患者さんの自立を促す支援

私たち医療従事者の役割の一つは、患者さんの行動や心理背景を深く理解し、彼らが自らの問題に気づき、変化を望むよう導くことです。

Dさんの場合、下剤の過剰使用を禁止するのではなく、彼女が本来求めている「お腹をすっきりさせたい」という目的に対して健康的かつ持続可能な方法を提案しました。

共感と選択肢の提供

彼女の行動を単に制限するのではなく、彼女の欲求や困りごとに共感し、適切なサポートを提供することが重要です。

具体的には、下剤の代わりに漢方薬を試すなど、他の方法でお腹の不快感を解消する選択肢を一緒に探ることが治療方針として考えられました。

健康リスクの情報提供

また、下剤を使用し続けることの健康リスクについて、正確な情報を提供すること も私たちの役割です。

下剤の過剰使用が肛門に与える可能性のある悪影響についての知識を共有し、Dさんご自身が自らの行動を見直すきっかけを作ることが大切です。

目指すべき医療のあり方

こうしたプロセスを通じて、患者さん自身が健康に対してより良い選択をするためのサポートを提供し、最終的には患者さんがより健康的な生活を送れるように導くことが私たち医療従事者の使命です。

Ｄさんのケースは、医療従事者と患者さんとの間で築かれる信頼関係と共同作業の重要性を浮き彫りにしています。

大動脈解離で入院しても退院できる

患者さんの背景

Fさんは現在九〇代で、二〇二一年初旬から私たちのクリニックの診療を受けています。

彼女は非常に元気な方で、自分で何でもできるという特性を持っていました。

介護保険の認定も特に必要なく、月に二回の診療時には医療や薬の話をするだけでなく、私たちとのコミュニケーションを重視し、会話を楽しんでいただいている様子が伺えました。

突然の病状悪化

しかし、昨年秋にFさんは突然胸の痛みを訴え、救急搬送されました。

診断結果は大動脈解離でしたが、幸いにも出血が少なかったため、命に別状はありませんでした。

本来、大動脈解離は自宅に戻ることが難しい病状ですが、Fさんご本人の強い希望により、一ヶ月の入院を経て自宅に戻ることができました。

この決断にはご家族の希望も大きく影響しています。

退院後の生活と診療体制

退院後は週に一回の診察に変更し、九〇代とは思えないほど元気で若々しいFさんですが、めまいや老人性うつ症状も見られ、それらは薬で対応しています。

大動脈解離の再出血リスクや高齢を考慮すると、自宅での生活は難しい状況ですが、Fさんとご家族はそれを覚悟の上で希望され、訪問診療がその希望を可能にしました。また、私たちの二四時間体制のサポートが、安心感を提供しているようです。

診察への期待と家族の関与

診察には毎回、娘さんが同席し、そこでの会話を通じてFさんが私たちの診察を非常に楽しみにしていることが伝わってきます。カレンダーには診察日にマークをつけ、その日だけは特に元気になるというFさんの姿勢は、私たちにとっても励みとなります。

コミュニケーションの重要性

Fさんが入院した際、娘さんから「お母さんに先生の方からお電話をいただくことはできませんか?」という要望がありました。

家族以外は直接会うことが難しい状況でしたが、電話でFさんとお話ししたところ、「とても元気が出ました」との言葉をいただきました。

このような関係性を築けたことが、私たちを信頼し、継続的な診療を望んでいただけたことに繋がっています。

看取りを視野に入れた訪問診療

Fさんは突然死のリスクが高い状態にありますが、家族との相談を通じて看取りを視野に入れた訪問診療体制を整えることができました。

在宅診療が可能となったのは、本人の強い希望だけでなく、ご家族との良好な関係性も大きく影響していると言えるでしょう。

病院に行きたくない人

患者さんの背景

Hさんは七〇代の女性で、大動脈解離と統合失調症という二つの重大な疾患を抱えています。

大動脈解離は、心臓に近い血管が内部で裂ける病態で、状況によっては命を落とす危険性がある一方、統合失調症は現実との区別がつきにくくなる精神疾患であり、患者さんが病院に行くことを拒むことが多い病気です。

自由と治療の葛藤

Hさんは自由を愛し、自らの生活を非常に大切にしています。

しかし、その自由が病気の治療を難しくしており、結果的に病院での治療を拒否することに繋がっています。

つまり、Hさんは病院に行かなければならない病気を持っているにもかかわらず、行かないという矛盾した状況に置かれています。

訪問診療の選択肢

訪問診療という選択肢がなければ、Hさんは放置されるか、あるいは本人の希望を無視して入院させられるという二択しかありませんでした。

しかし、私たちは在宅医療という形でHさんを支援し、血圧の管理や精神疾患の治療を中心に、日常生活を支えています。

統合失調症における医療提供の工夫

Hさんに限らず、統合失調症の症状である被害妄想や幻聴により、一般的な医療機関での治療が難しい場合もあります。

しかし、そうした状況下でも、患者さん一人ひとりに合わせた医療を提供することを心がけています。

Hさんは自宅の玄関先での診察を希望され、部外者が室内に入ることを避けています。これは、物が盗られるという妄想によるものです。

訪問診療の柔軟性と重要性

中野訪問クリニックでは、基本的に患者さんの希望を優先し、細心の注意を払って診療を行います。

このような繊細な対応ができるのは、訪問診療ならではの特性です。訪問診療は、オーダーメイドの医療を提供する上で欠かせないサービスであり、特に患者さんが医療機関への不信感を抱いている場合や、精神疾患がある場合にはその価値は計り知れません。

患者さんの安心を支える使命

私たちの使命は、こうした困難を乗り越え、患者さんが安心して生活できるよう支援することです。

Hさんの事例は、在宅医療の重要性を再認識させてくれるものです。

医療機関への信頼が築かれれば、患者さん自身も少しずつ治療に向けて前向きになれる可能性が高まります。

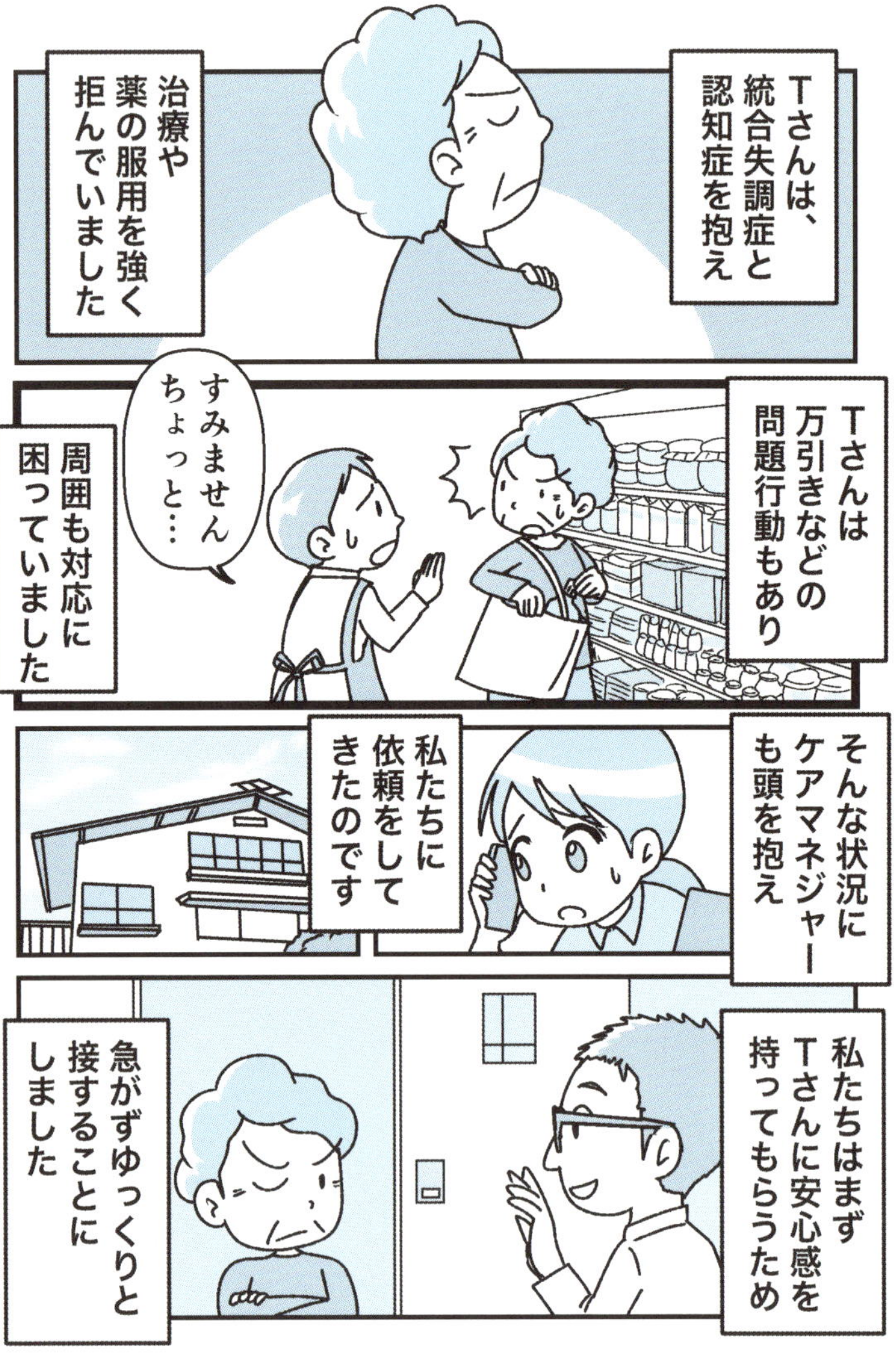
Tさんは、統合失調症と認知症を抱え
治療や薬の服用を強く拒んでいました
Tさんは万引きなどの問題行動もあり
すみませんちょっと…
周囲も対応に困っていました
そんな状況にケアマネジャーも頭を抱え
私たちに依頼をしてきたのです
私たちはまずTさんに安心感を持ってもらうため
急がずゆっくりと接することにしました

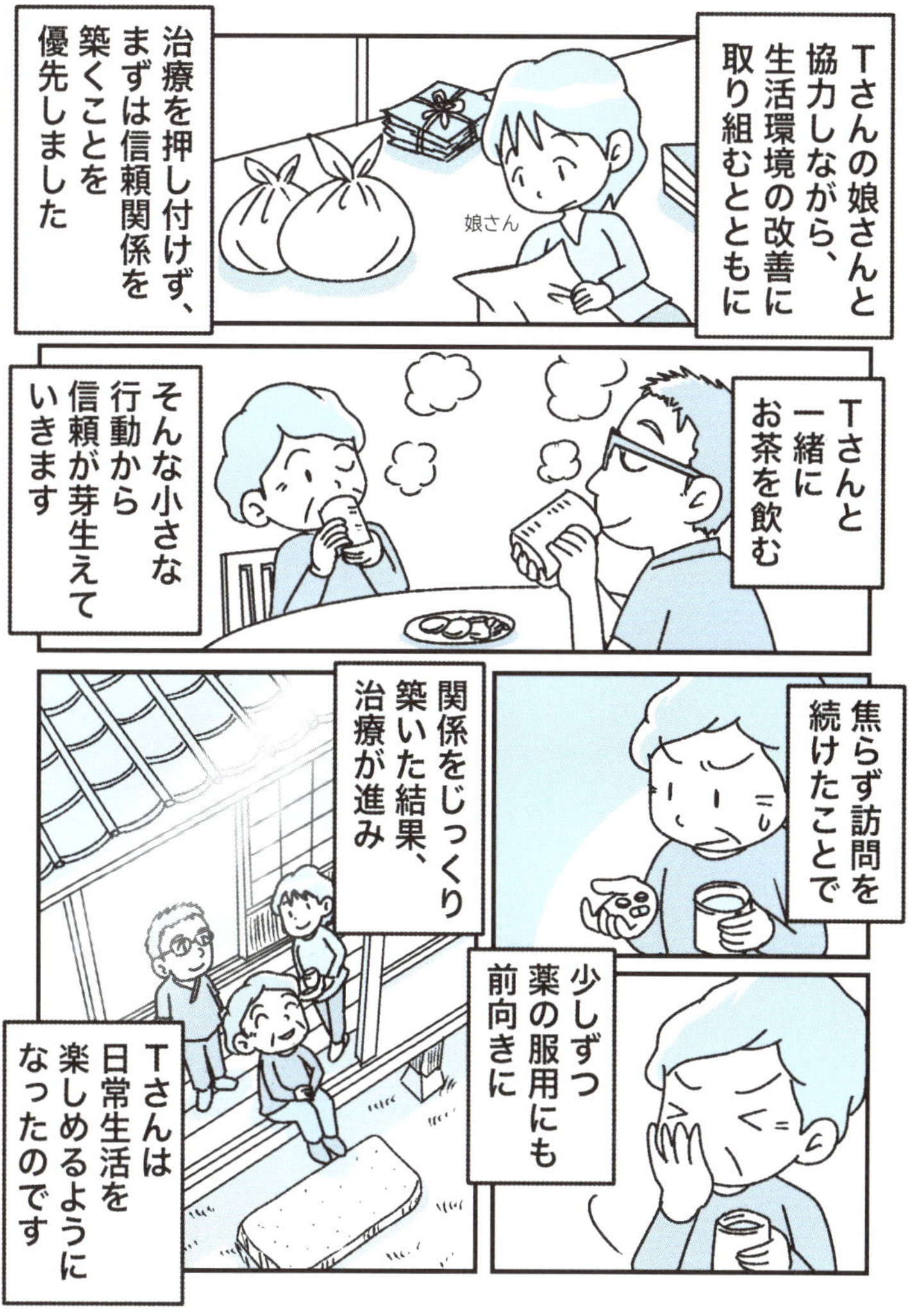
Tさんの娘さんと協力しながら、生活環境の改善に取り組むとともに
娘さん
治療を押し付けず、まずは信頼関係を築くことを優先しました
Tさんと一緒にお茶を飲む
そんな小さな行動から信頼が芽生えていきます
焦らず訪問を続けたことで
少しずつ薬の服用にも前向きに
関係をじっくり築いた結果、治療が進み
Tさんは日常生活を楽しめるようになったのです

第四章

より良い訪問診療を目指して

これからの訪問診療

在宅医療の新たな地平を開く

この章では、日本の医療制度と訪問診療の未来について、私のビジョンを共有したいと考えています。

医師として、患者さんやそのご家族にとって最善の選択肢を見出すためには、私たち医療チーム全体での取り組みが不可欠であると信じています。

この連携は、医療の質を高め、患者さんの生活の質を向上させる力を持っています。

私たちの使命は、この在宅医療の重要性を広め、より多くの人々にその選択肢を知ってもらうことにあります。

私たちが目指すのは、単なる医療行為にとどまらず、より良いケアを追求することです。

そのためには、患者さんのニーズを的確に把握し、必要な支援を効果的に組織することが求められます。

これは、チーム全体の知識と経験を活かしながら、最適な医療を提供することに繋がります。

最終的には、私たちのすべての努力が患者さん一人ひとりの生活の質を向上させることに寄与するのです。

在宅医療がより広く認知され、患者さんにとっての重要な選択肢として定着することを心から願っています。

■成功体験を全国へ広げたい

二〇二〇年に「中野訪問クリニック」を立ち上げ、主に中野区を中心に訪問診療を展開してきました。

その中で、私たちのサービスが地域に根付き、さまざまな職種の方々と連携することによって、目に見える成果をあげていることを実感しています。

訪問診療を通じて、多くの患者さんやそのご家族と深い信頼関係を築き、最適なケアを提供できているのは、何よりの喜びです。

この成功体験を全国の医療過疎地域にも広めることで、同様の機能を持つシステムを構築できれば、より多くの人々に質の高い医療サービスを届けることができるのではないかと考えています。

地域ごとの特性を理解し、柔軟に対応できる体制を整えることで、訪問診療の価値をさらに高めることができるでしょう。

もちろん、訪問診療の認知度を高めることは重要ですが、それを支える医師や医療従事者が不足しては、システム全体として機能しません。

今後、人口減少や高齢者の増加に伴い、訪問診療への需要はますます高まるでしょう。

この需要に応えるためには、まず医療提供者の数を増やし、質の高い医療が持続的に提供できる環境を整えることが不可欠です。

私たちの取り組みが、全国の医療現場においても成功を収め、すべての人に質の高い医療を提供する道筋をつけることを目指しています。

テクノロジーと温かみある治療の融合を目指す

近年、手術や診断の分野では遠隔技術、ロボット、ＡＩなどが高精度で活躍し、医療の現場に革命をもたらしています。

しかし、私たち医療従事者が目指すべきは、これらの技術では決して代替できない「人間の温かさ」や「ぬくもり」を患者さんに提供することです。

例えば、禁煙を指導している患者さんが「タバコを吸っていいですか？」と尋ねる背景には、様々な思いやストレスがあります。

この問いかけに対し、一律に「ダメです」と返答するのは簡単ですが、それでは患者さんの本当のニーズには応えられません。

「いいですよ」と返すことで、患者さんの選択を尊重する姿勢を示すことが、医療において非常に重要だと私は考えています。

また、転倒を繰り返す高齢者が「歩きたい」と言った場合も同様です。すぐに「ダメです」と制止するのではなく、その意思を尊重し、できる限り安全に活動できるよう支援することが求められます。

医師の言葉は重みを持ち、その言葉が患者さんに与える影響は計り知れません。私たちの役割には、単に病気を治療することに留まらず、患者さん一人ひとりの生き方を尊重し、その人らしい生活を支えることも含まれています。

こうした薬では解決できない患者さんの側面こそが、私たち訪問診療の真髄であり、医療に付加価値を提供する源泉です。

私たちは、全てをテクノロジーに依存するのではなく、人間の温かみをもったケアを提供することを大切にしています。

今後の大きな課題は、ＩＴやテクノロジーの革新をどのように訪問診療に組み込んでいくか、そしてそれがどのように患者さんの生活に寄与できるかを考えることです。

私たちの目標は、テクノロジーと温かみの両方を兼ね備えた、質の高い医療を提供することです。

すべては患者さんのために

死という現実に立ち向かう

私たちが日々直面するのは、避けることのできない「死」という現実です。

どれだけ医療が発展しても、死そのものは必然であり、誰もがいつか迎えるものです。

それは医療が敗北したというわけではなく、私たち医療従事者にとって、死に直面しながらも最後まで寄り添うことが重要な役割なのです。

患者さんやそのご家族が「これだけやってもらえた」「もう大丈夫」と、最期に安心感を抱き、感謝の気持ちを持っていただけることを目指しています。

そのために、私が特に大切にしているのは「対話」です。

患者さんや家族との深い対話を通して、不安を和らげ、最期まで納得のいく形で医療を受け入れてもらえることが、私たちの医療の本質だと考えています。

医療とは、単に技術や知識を提供するだけではありません。

治療だけではなく、対話を通じて患者さんの心に寄り添い、真の意味でのケアを行うことが重要です。

私たちは、時に最先端の治療よりも、丁寧なコミュニケーションこそが大きな意味を持つと理解しています。

これからもその基本姿勢を忘れず、一つひとつの対話を大切にしながら医療を提供していきたいと思っています。

中野訪問クリニックでは、この対話を軸に、患者さんと共に最適な治療方法を選びながら、その方らしい生き方を支えていくことを使命としています。

死を避けられない現実と向き合いながらも、最期まで安心して過ごせるような医療を提供することが、私たちの目指す姿です。

患者さんの意志と医療の責任

医師としての役割は、患者さんに対して必要な情報を提供し、多様な治療選択肢を提示することです。

その上で、患者さんが自身にとって最も良い決定を下せるよう、しっかりとサポートするのが私の責任だと考えています。

ときには、その決定に伴う責任も私たち医療従事者が負いますが、それこそが医療の重要な役割の一部だと思っています。

患者さんの中には、治療に対して迷いや抵抗感を持つ方もいます。例えば、高血圧の治療薬を避けたいという患者さんや、逆に家族が強く治療を望む場合もあります。

このような状況では、医療従事者が正確で適切な説明を行い、治療の必要性を伝えることが不可欠です。

しかし最終的には、医療側が決定を押し付けるのではなく、患者さん自身が納得し、自ら選択することが重要です。

私たち医師が「私のせいにしてもいい」という姿勢を示すことも、患者さんや家族が安心し、心から自分の選択に納得できるためには欠かせない要素です。

医療への信頼を得るためには、こうした医師の誠実な姿勢が大切であり、それがより良い関係を築き、治療の成功にも繋がるのです。

言葉にならない意思を汲み取る仕事

患者さんの治療選択には、ただの病状だけでなく、人生観や価値観が大きく影響します。

医師として、患者さんに対して治療法を提案することは多々ありますが、最終的な意思決定は患者さん自身に委ねることが理想です。

そのためには、患者さんが納得し、安心して選べるように、多くの選択肢を提案し、意向を尊重する姿勢が求められます。

特に、患者さんがはっきりと意思を言葉にしない場合、それを汲み取る力が医師には必要です。

治療の方向性を決定する場では、患者さんとそのご家族が一堂に会し、医療方針について話し合いますが、患者さんの言葉にならない本音を読み取り、最適な選択を支援することが求められます。

このプロセスには、医療知識や技術だけでなく、日々の診療で培われる感受性が不可欠です。

患者さん一人ひとりの心に寄り添う医療を提供するために、言葉にならない意思を理解し、それに応えることが、医師としての真の責任であり、仕事の本質だと感じています。

患者さん自身が選ぶ在宅医療の可能性

在宅医療の現場では、患者さんが自身のペースで治療方法を選ぶことが可能です。病院での治療とは異なり、訪問診療では患者さんが主体的に意思決定を行うことができ、自分の価値観に基づいて生活を続けることができます。

訪問診療は、患者さんが自宅での治療を選ぶという選択肢を提供し、その方の生き方や死生観に寄り添った医療を実現します。

ただし、認知症や寝たきりの患者さんなど、本人が意思決定をできない場合もあります。

その際は、生前の意向やご家族の意見を基に、できる限り本人の意思を尊重した治療方針を共に模索していくことが求められます。

家族との対話や患者さんの小さなサインを見逃さず、最善の選択を導き出すことが医師の役割だと考えています。

在宅医療が持つ本質的な価値は、患者さんの選択を支援し、その方の尊厳を守ることにあります。

患者さんの価値観に沿った生活が実現できるよう、医療従事者は全力でサポートし、患者さん自身が安心して命について考え、決断できるような医療の提供に努めています。

この姿勢こそが、真に患者さんに寄り添う医療であり、医療従事者が果たすべき重要な使命であると信じています。

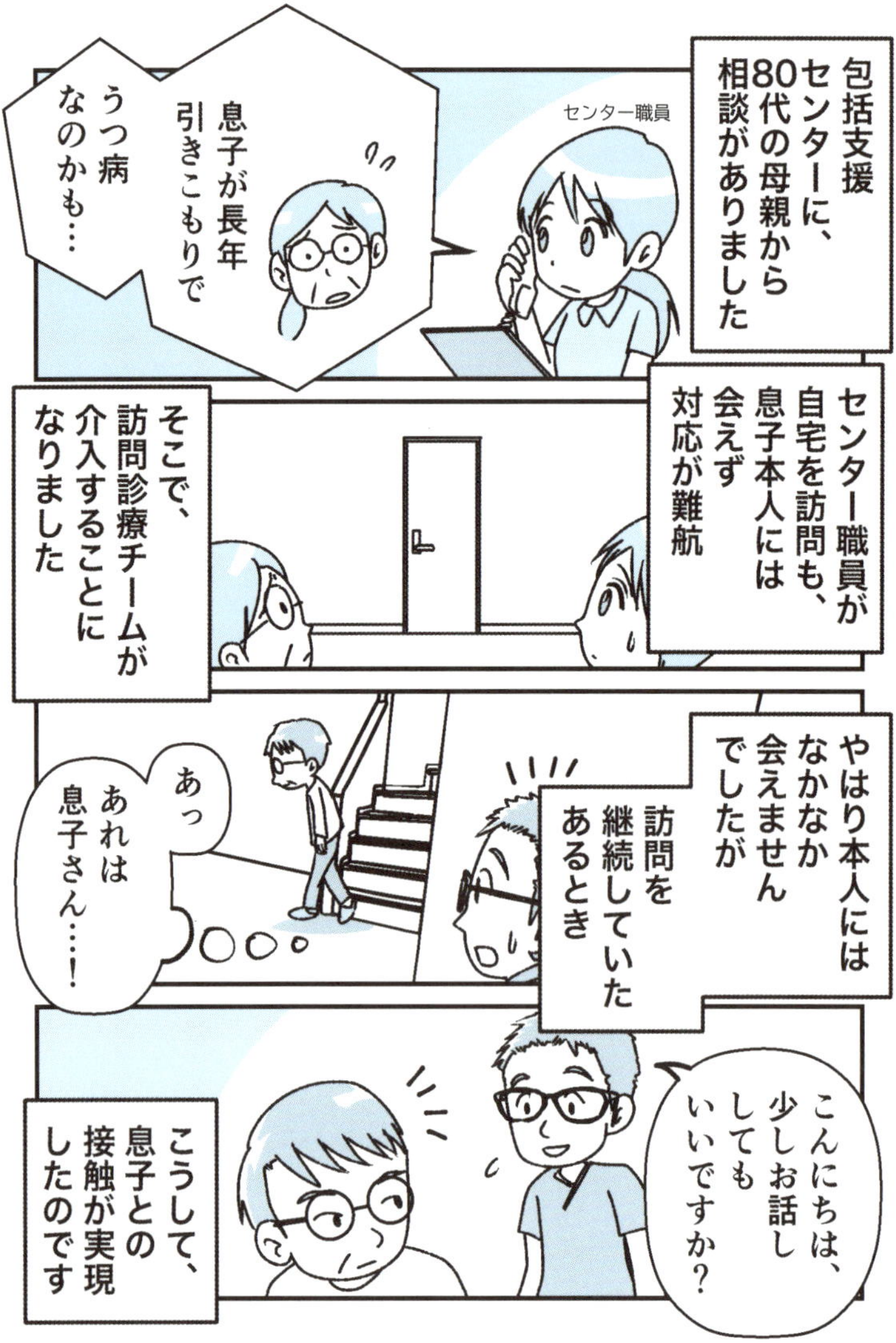

包括支援センターに、80代の母親から相談がありました
センター職員
息子が長年引きこもりで
うつ病なのかも…
センター職員が自宅を訪問も、息子本人には会えず対応が難航
そこで、訪問診療チームが介入することになりました
やはり本人にはなかなか会えませんでしたが
訪問を継続していたあるとき
あっ あれは息子さん…！
こんにちは、少しお話ししてもいいですか？
こうして、息子との接触が実現したのです

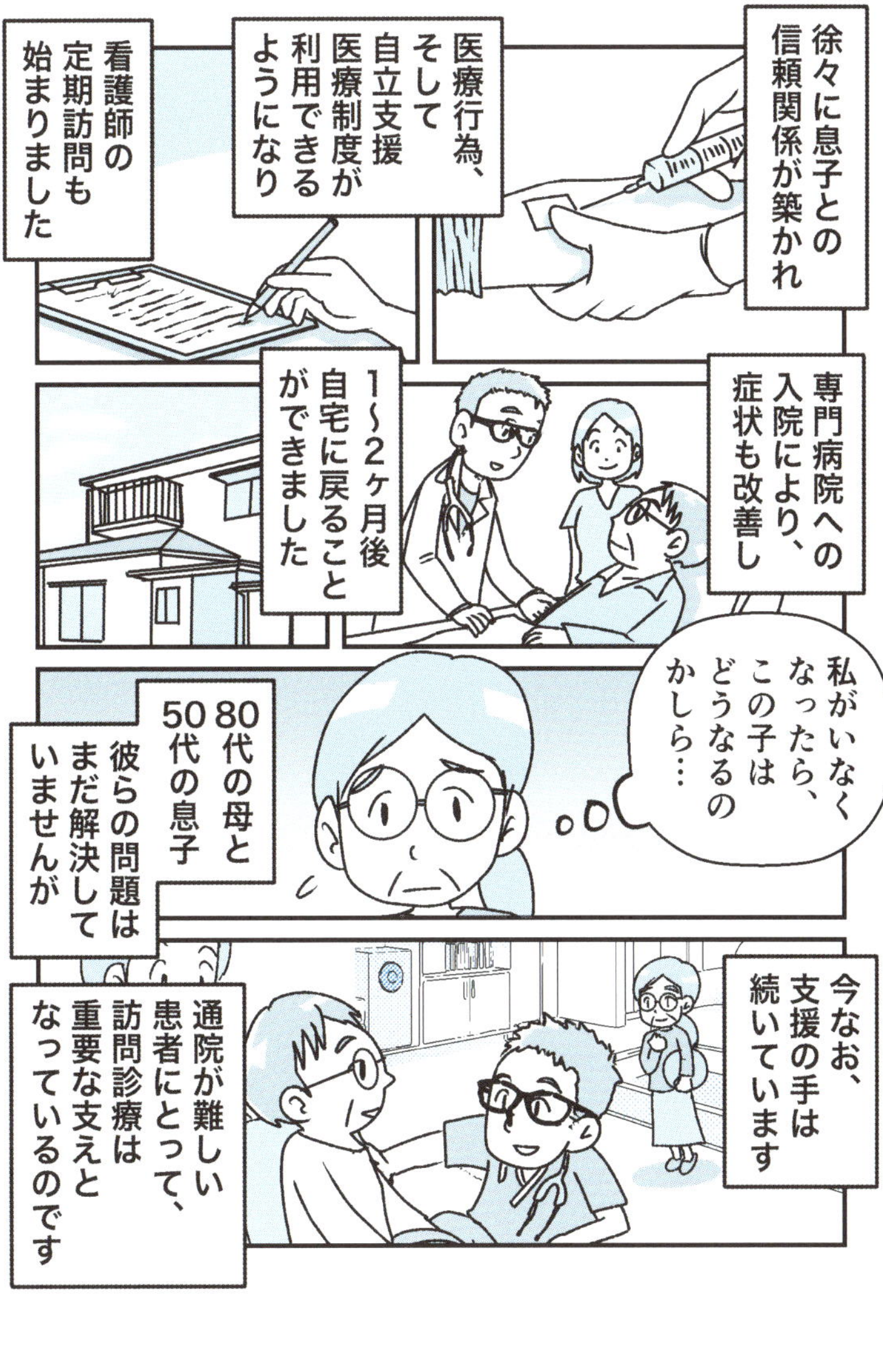
徐々に息子との信頼関係が築かれ
医療行為、そして自立支援医療制度が利用できるようになり
看護師の定期訪問も始まりました
専門病院への入院により、症状も改善し
1～2ヶ月後自宅に戻ることができました
私がいなくなったら、この子はどうなるのかしら…
80代の母と50代の息子
彼らの問題はまだ解決していませんが
今なお、支援の手は続いています
通院が難しい患者にとって、訪問診療は重要な支えとなっているのです

おわりに

本書では、私が訪問診療において大切にしている考え方や、これからの医療に対する期待について述べてきました。

訪問診療は、患者さんの体を治療するだけではなく、彼らの人生や価値観に深く関わる医療です。

私たち医療従事者は、患者さんが自らの意思で治療法を選び、納得のいく生活を送れるように寄り添うことが使命だと考えています。

医療は、技術や設備の進化により、日々新たな発展を遂げていますが、患者さんとの対話を通じて得られる信頼や心のケアこそが、医療の根幹にあるものだと思います。

患者さん一人ひとりがその人らしく過ごせるよう支援することが、訪問診療の大きな意義であり、そのためには、日々の診療を通じて築かれる信頼関係が不可欠です。

これからの医療は、テクノロジーの発展とともに大きく進化するでしょうが、私たちは「人に寄り添う医療」を決して見失ってはならないと考えています。

本書が、訪問診療や在宅医療に対する理解を深め、患者さんのための医療を考えるきっかけとなれば幸いです。

自宅が理想の診療所

2024 年 12 月 5 日　初版　第 1 刷発行

著　者　　　　五十嵐大樹

発行所　　　　株式会社 游藝舎

東京都渋谷区神宮前二丁目 28-4
電話 03-6721-1714　FAX 03-4496-6061

印刷・製本　　中央精版印刷株式会社

ISBN978-4-9913351-2-9 C0047